中国医学临床百家·病例精解

首都医科大学附属北京佑安医院

肝病合并内分泌疾病

病例精解

金荣华 / 总主编

徐　斌 / 主　编

U0333567

科学技术文献出版社
SCIENTIFIC AND TECHNICAL DOCUMENTATION PRESS
·北京·

图书在版编目（CIP）数据

首都医科大学附属北京佑安医院肝病合并内分泌疾病病例精解 / 徐斌主编. —北京：科学技术文献出版社，2021.12
ISBN 978-7-5189-7637-9

Ⅰ．①首…　Ⅱ．①徐…　Ⅲ．①肝疾病—并发症—内分泌病—病案—分析　Ⅳ．① R575 ② R58

中国版本图书馆 CIP 数据核字（2020）第 265818 号

首都医科大学附属北京佑安医院肝病合并内分泌疾病病例精解

策划编辑：蔡　霞　责任编辑：蔡　霞　责任校对：张　微　责任出版：张志平

出　版　者　科学技术文献出版社
地　　　址　北京市复兴路15号　　邮编　100038
编　务　部　（010）58882938，58882087（传真）
发　行　部　（010）58882868，58882870（传真）
邮　购　部　（010）58882873
官　方　网　址　www.stdp.com.cn
发　行　者　科学技术文献出版社发行　全国各地新华书店经销
印　刷　者　北京虎彩文化传播有限公司
版　　　次　2021 年 12 月第 1 版　2021 年 12 月第 1 次印刷
开　　　本　787×1092　1/16
字　　　数　143 千
印　　　张　14
书　　　号　ISBN 978-7-5189-7637-9
定　　　价　118.00元

编委会

肝病内分泌科

首都医科大学附属北京佑安医院
肝病合并内分泌疾病病例精解
编著者名单

主　编　徐　斌

副主编　刘　梅

编　委　（按姓氏拼音排序）

陈　煜　窦爱华　房　媛　高　文　黄雪莹

惠　威　纪丽伟　李桂梅　刘　晖　刘　梅

刘旭华　刘叶莹　苏　璇　王彩生　魏琳琳

谢　婧　徐　斌　杨　雪　杨凤翔　张　美

赵　娟　郑小勤　邹怀宾

秘　书　赵　娟

主编简介

徐斌 医学博士，主任医师，副教授，首都医科大学附属北京佑安医院肝病内分泌科主任，中华医学会北京分会感染病学分会青年委员会副主任委员。现为财政部投资评审中心科技专家库专家，《临床肝胆病杂志》《医学研究杂志》审稿专家。参与国家"十二五"乙型肝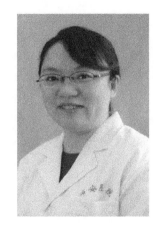炎鸡尾酒抗病毒治疗项目2项，承担首都医科大学基础临床基金、北京佑安医院发展基金等多项课题研究。2007年获北京市丰台区科学技术进步奖三等奖，2012年获北京市优秀中青年医师提名奖。发表论文35篇，参编书籍5部。从事临床工作25年，对传染病尤其是各种肝病诊疗经验丰富，擅长肝癌综合治疗，慢性乙型肝炎、慢性丙型肝炎的抗病毒治疗，脂肪肝、酒精性肝病、药物性肝损伤等急慢性肝病的诊疗，肝性脑病等肝硬化并发症的诊治，肝源性糖尿病和甲状腺功能亢进症合并肝损伤的诊断及治疗。

序 言

　　首都医科大学附属北京佑安医院是一家以感染、传染及急慢性相关性疾病群体为主要服务对象和重点学科，集预防、医疗、保健、康复为一体的大型综合性医学中心，形成了病毒性肝炎与肝癌、获得性免疫缺陷综合征（艾滋病）与新发传染病、感染免疫与生物医学三大领域的优势学科。建有北京市肝病研究所、北京市中西医结合传染病研究所、国家中西医结合肝病重点专科、北京市乙型肝炎与肝癌转化医学重点实验室、北京市艾滋病重点实验室、北京市重大疾病临床数据样本资源库、首都医科大学肝病与肝癌临床研究所、北京市国际科技合作传染病转化医学基地。

　　作为感染性和传染性疾病的临床救治中心，首都医科大学附属北京佑安医院承担着北京市，乃至全国突发公共卫生事件及重大传染病的应急和医疗救治任务，积累了大量宝贵的临床经验。随着医学科技的进步，临床专业的划分与定位也日趋精细，对疾病诊疗精准化要求也不断提升。为让临床医生更好地掌握诊治思路、锻炼临床思维、提高诊疗水平，我们将收治的部分典型或疑难病例进行了分门别类的整理，并加以归纳总结和提炼升华，以期将这些宝贵的临床经验更好地留存和传播。

　　本套丛书是典型及疑难病例的汇编，是我院16个重点学科临床经验的总结和呈现，每个病例从主要症状、体征入手，通过病例特点的分析，逐步抽丝剥茧、去伪存真，最终找到疾病的本质，给予患者精准的诊疗。每个病例均通过对临床诊疗的

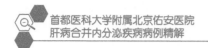

描述，展示出作者的临床思维过程，最后再以病例点评的形式进行总结，体现了理论与实践的结合、多学科的紧密配合，是科室集体智慧的结晶，是编者宝贵经验的精华，相信对大家开拓临床思维、提高临床诊疗水平有所裨益。

本套丛书的编写得到了首都医科大学附属北京佑安医院广大专家们的大力支持和帮助，在此表示感谢。但由于水平有限，书中难免出现错漏之处；加之医学科学快速发展，部分观点需要及时更新，敬请广大读者批评指正。我们也将在提升医疗水平的同时，持续做好临床经验的总结和分享，与大家共同进步，惠及更多的同行与患者。

金荣华

前 言

  首都医科大学附属北京佑安医院肝病内分泌科是集临床、教学、科研、预防于一体的专业科室，设有肝病及肝病内分泌门诊和病房，现任科主任徐斌教授带领的团队，在长期肝病及肝病内分泌疾病的诊疗工作中积累了丰富的临床经验，尤其对慢性乙型、丙型肝炎抗病毒治疗及肝硬化并发症和肝源性糖尿病、甲状腺功能亢进性肝损伤的早期诊断和治疗有较深入的研究。

  我国是肝病大国，随着病毒性肝炎预防和治疗手段的进步，乙肝、丙肝已经得到一定程度的控制，但非病毒性肝炎患者仍然约占我国人口的四分之一。随着肝病患者人均寿命的延长，各种与肝病相关的内分泌疾病尤其是糖尿病和代谢综合征等逐渐呈现出来，肝病合并内分泌疾病患者越来越多，开展肝病内分泌相关疾病的临床工作及基础研究和培养专科医师成为必要。

  本书共分为五个章节，主要以肝病合并糖尿病、代谢综合征、肝病合并甲状腺功能异常、肝脏遗传代谢性疾病合并糖代谢异常及其他为专题，总结临床中肝病合并内分泌疾病相关的典型病例，每个病例都分为病历摘要、病例分析和病例点评三部分，既包括了缜密的临床诊断思维、标准的疾病诊疗方案，也涉及了疾病领域的最新研究进展，是广大肝病及消化科医师了解和学习肝病内分泌领域疾病的一本非常有价值的参考书。

目 录

1

第一章
肝病合并糖尿病

病例 1　肝源性糖尿病

病历摘要

【基本信息】

患者，男，61岁，主因"肝病史6年余，头晕、乏力、腹泻1周"收入院。6年前无明显诱因出现乏力、腹胀，于当地医院就诊，查转氨酶升高（具体不详），乙型肝炎标志物阳性，HBV-DNA阳性（具体不详），超声提示肝硬化、腹腔积液少量，诊断为"肝炎肝硬化，失代偿期，乙型"，给予保肝、利尿及恩替卡韦抗病毒治疗，症状好转，后未规律服药及复

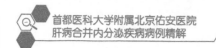

查。1周前无明显诱因出现头晕、乏力，腹泻，3～4次/日，为不成形黄便。无腹痛、发热，于我院急诊就诊，查血红蛋白64 g/L，白蛋白20 g/L，为进一步诊治收入院。

既往史：糖尿病6年，空腹血糖最高9 mmol/L，餐后血糖最高22 mmol/L，规律胰岛素治疗2年（具体不详），后自行停药。

个人史：吸烟20年，20支/日，否认饮酒史。

家族史：其母为乙型肝炎，否认糖尿病家族史。

【体格检查】

身高170 cm，体重80 kg，BMI 27.6。体温36.5℃，血压110/70 mmHg，心率70次/分，呼吸23次/分，神志清，精神可，肝掌（+），贫血貌，皮肤、巩膜无黄染。双肺呼吸音清，未触及干、湿性啰音，心律齐，未触及杂音。腹软，肝脾肋下未触及，无压痛及反跳痛，移动性浊音阴性。双下肢轻度水肿。

【辅助检查】

血常规：WBC 7.48×10^9/L，N% 81%，HGB 76 g/L，PLT 202×10^9/L，PTA 64%，血氨 127 µg/dL，AFP 177.6 ng/mL。肝肾功能：ALT 8.3 U/L，AST 23.3 U/L，TBIL 8.9 µmol/L，ALB 24.9 g/L，A/G 0.86，eGFR 93.11，GLU 10.92 mmol/L，钠 133 mmol/L，乳酸 1.12 mmol/L，HBV-DNA 278 IU/mL。甲状腺功能正常，HbA1c 8.6%，空腹 C 肽 1.76 ng/mL，空腹胰岛素 2.25 µIU/mL。超声：颈动脉斑块形成。眼底：糖尿病视网膜病变 1 期。腹部 CT：肝硬化、腹腔积液。

胰岛素 B 细胞功能（HOMA2-%B）68.6，胰岛素敏感性指数（HOMA2-%S）19.7，胰岛素抵抗指数（HOMA2-IR）5.08。

【诊断及诊断依据】

诊断：乙型肝炎肝硬化失代偿期，腹腔积液，肝性脑病1期，肝源性糖尿病（hepatogenous diabetes，HD），糖尿病视网膜病变1期，中度贫血，肠道感染。

诊断依据：患者为老年男性，有乙型肝炎家族聚集现象，6年前出现乏力、腹胀，根据实验室及影像学检查提示乙型肝炎肝硬化，腹腔积液，肝硬化失代偿期且诊断明确。此次住院以腹腔积液和肝性脑病为主要并发症。患者有乙型肝炎而无糖尿病家族史，糖尿病与肝硬化同时发现，血糖水平与肝脏功能状态平行，故考虑HD可能性大。

【治疗及随访】

给予左氧氟沙星抗感染，保肝、纠正贫血等治疗，给予监测血糖，加用地特胰岛素出现空腹低血糖，故停用，只给予门冬胰岛素治疗（表1-1，表1-2）。

表1-1 初始胰岛素强化治疗方案及血糖情况

治疗方案	监测时间	血糖情况
诺和锐 8U	空腹血糖	6.9 mmol/L
	早餐后血糖	17.8 mmol/L
诺和锐 6U	午餐前血糖	11.3 mmol/L
	午餐后血糖	15.8 mmol/L
	晚餐前血糖	9.4 mmol/L
	晚餐后血糖	11.5 mmol/L
诺和平 8U	睡前血糖	8.6 mmol/L

表 1-2　胰岛素调整及血糖情况

治疗方案	监测时间	血糖情况
诺和锐 14U	空腹血糖	6.5 mmol/L
	早餐后血糖	9.8 mmol/L
诺和锐 10U	午餐前血糖	8.3 mmol/L
	午餐后血糖	10.8 mmol/L
诺和锐 8U	晚餐前血糖	8.7 mmol/L
	晚餐后血糖	9.5 mmol/L
	睡前血糖	7.9 mmol/L

病例分析

【肝病方面】

患者有乙型肝炎家族聚集现象，未定期随访，发现时已进入肝硬化失代偿阶段。虽给予恩替卡韦抗病毒治疗，但未规律用药及复查，HBV-DNA 应答不佳，未给予及时调整治疗方案。此次就诊，肝硬化 Child-Pugh：8 分，B 级。

【糖尿病方面】

患者于 6 年前发现"肝硬化，腹腔积液"后化验显示血糖升高，诊断为糖尿病，给予胰岛素治疗血糖控制可，自行停用。此次住院发现血糖明显升高，以餐后血糖升高为主，给予超短效胰岛素治疗。

肝脏是葡萄糖代谢的重要器官，当肝脏功能严重受损时，葡萄糖代谢通路也会受到影响，特别是糖原的正常合成与释放，继而有可能引起糖耐量的减退甚至糖尿病，这种继发于肝脏实质损伤而引起的糖尿病统称为 HD。据文献报道，有

笔记

17%～30%肝硬化患者受到糖尿病的困扰，而糖耐量受损的比例则可高达96%。HD的诊断标准：既往无糖尿病病史；既往有肝脏疾病病史，或与糖尿病同时发生；有肝功能损伤的临床表现和实验室证据；符合糖尿病的诊断标准；胰岛素释放试验异常；肝功能与糖耐量明显相关；排除其他原发性及继发性糖尿病。

HD作为特殊情况下的2型糖尿病，有自身特殊的血糖特点：HD患者以餐后血糖升高为主，空腹血糖水平明显低于普通糖尿病，部分患者空腹血糖正常。考虑与肝硬化时肝细胞糖原释放障碍有关。此患者起初空腹血糖及餐后血糖均高，胰岛素强化治疗后，空腹很快出现低血糖，考虑由于高糖毒性缓解后，反映出HD的特点，故停用长效胰岛素。

HD的治疗：HD患者的肝硬化相关风险远高于其高血糖相关风险，能促进肝硬化并发症及肝癌的发生，提高病死率。然而目前没有统一的治疗方案，但积极合理的治疗会使患者受益。餐前血糖控制在6.0～9.0 mmol/L，餐后2小时血糖控制在9.0～12.0 mmol/L，糖化血红蛋白控制在7.0%～9.0%。HD的治疗首选胰岛素，但应尽量避免预混胰岛素的使用。阿卡波糖几乎不吸收入血，故对肝病患者安全，且可降低伴有2型糖尿病和1～2级肝性脑病患者的临床症状。二甲双胍因存在导致乳酸酸中毒的潜在风险，通常不推荐用于肝硬化患者。但最近研究表明，二甲双胍对于丙型肝炎的抗病毒治疗及肝纤维化治疗均有积极作用，安全并能够改善胰岛素抵抗；对于2型糖尿病及慢性肝病患者，二甲双胍能够降低肝细胞癌的发病率。吡格列酮可增加胰岛素敏感性、DPP4抑制剂可促进

笔记

胰岛素释放降低胰高糖素产生，理论上均可用于肝病患者，但其不良反应尚需进一步临床试验观察。

病例点评

此患者有明确的肝实质损伤，已为肝硬化失代偿期，糖尿病与肝硬化同时发现，且无糖尿病家族史及"三多一少"症状，胰岛素抵抗明显，血糖的好转与肝功能的改变相关，故 HD 诊断成立。长期的高血糖状态会加速已受损肝细胞的衰竭，可增加肝硬化并发症的发生率，增加肝硬化患者死亡及肝癌风险，大大降低慢性肝病患者的长期生存率。在治疗肝病的同时，降糖治疗也不应懈怠。HD 与普通 2 型糖尿病相比，有很多特点，如空腹血糖升高不明显而餐后血糖升高明显。其治疗也存在很多难点，如肝硬化饮食和糖尿病饮食存在矛盾，如何进行调和；胰岛素治疗存在患者依从性差或治疗效果差。二甲双胍、胰岛素增敏剂等在机制上都适用于 HD，但尚无临床试验的支持，需要我们积极探索，制定规范化的治疗方案。

参考文献

1. 乔兵，周永，史昌河，等. 肝源性糖尿病诊疗进展 [J]. 中国肝脏病杂志（电子版），2016，8（3）：21-25.

2. GRANCINI V，TROMBETTA M，LUNATI M E，et al. Contribution of β -cell dysfunction and insulin resistance to cirrhosis-associated diabetes：role of severity of liver disease[J]. J Hepatol，2015，63（6）：1484-1490.

3. ELKRIEF L，RAUTOU P E，SARIN S，et al. Diabetes mellitus in patients with cirrhosis：clinical implications and management. Liver Int[J]，2016，36（7）：936–948.

（惠威）

病例2 肝病合并糖尿病胰岛素强化治疗

病历摘要

【基本信息】

患者，男，56岁，主因"肝病病史17年余"收入院。17年前在体检时发现乙型肝炎表面抗原阳性，无乏力、食欲减退、腹胀等不适，肝功能异常，先后使用干扰素、拉米夫定、阿德福韦酯治疗，5年前被诊断为肝硬化，口服恩替卡韦抗病毒至今。2个多月前无明显诱因出现呕血，采用内科药物保守治疗后出血停止，完善胃镜检查提示食管静脉曲张重度、胃底静脉曲张（GOV2型）伴门脉高压性胃病，腹部CT提示肝硬化、脾大伴少量腹腔积液，1个月前予以食管静脉曲张套扎术治疗1次，病情稳定后出院。此次为进一步复查胃镜及内镜下治疗入院。

腹部CT：肝硬化、脾大、食管胃底静脉曲张、腹腔积液。

既往史：2型糖尿病10年余，现使用预混胰岛素诺和灵30R（早餐前12 U、晚餐前10 U）控制血糖，血糖控制不佳，诉空腹最高15 mmol/L，餐后20 mmol/L；高血压史8年余，现规律口服降压药物治疗，血压控制可。乙型肝炎家族史，父亲因肝病去世，一妹患有乙型肝炎。否认肿瘤家族史，否认长期大量饮酒史及吸烟史，否认过敏史。

【体格检查】

体温 36.5℃，血压 130/70 mmHg，心率 80 次 / 分，呼吸 18 次 / 分，神志清，精神可，肝掌（＋），蜘蛛痣（＋），全身浅表淋巴结未触及肿大，面色晦暗，皮肤、巩膜无黄染。双肺呼吸音清，未触及干、湿性啰音，心律齐，未触及杂音。腹软，无压痛及反跳痛，肝未触及，脾肋下 2 cm，质韧，无触痛，移动性浊音阴性，双下肢无水肿。

【辅助检查】

WBC 5.66×10^9/L，PLT 75×10^9/L，HGB 104 g/L。肝肾功能：ALT 28.2 U/L，AST 32.1 U/L，TBIL 26.7 μmol/L，DBIL 9 μmol/L，ALB 38.5 g/L，GLB 34.1 g/L，BUR 6.01 mmol/L，Cr 68.6 μmol/L。血糖 10.96 mmol/L，胆固醇 4.56 mmol/L，低密度脂蛋白 2.56 mmol/L。凝血功能：凝血酶原时间 12.3 s，凝血酶原活动度 104%。甲胎蛋白 5.38 ng/mL，HbA1c 9.7%。HBsAg（＋），HBsAb（－），HBeAg（－），HBeAb（－），HBcAb（＋）。（进口）乙型肝炎病毒（HBV-DNA）测定：未检测到，丙型肝炎抗体（－）。

【诊断及诊断依据】

诊断：乙型肝炎肝硬化失代偿期，食管胃底静脉曲张，食管静脉曲张套扎治疗术后，胃底静脉曲张，2 型糖尿病，高血压。

诊断依据：患者为中年男性，既往有 2 型糖尿病、高血压史及乙型肝炎家族史；明确诊断为乙型肝炎并规律抗病毒治疗后出现肝硬化及相关并发症食管静脉曲张破裂出血、腹腔积液，1 个月前曾行食管静脉曲张套扎治疗术 1 次，此次为再次复查胃镜及继续治疗入院。根据患者病史特点，诊断明确。

【治疗】

肝病的基础治疗。根据患者病史特点，患者此次拟再次行内镜下静脉曲张手术，空腹、餐后及糖化血红蛋白均明显升高，血糖控制较差，术前调整胰岛素降糖方案为基础胰岛素（地特胰岛素）＋三餐时胰岛素（门冬胰岛素）的强化治疗方案。血糖调整平稳后胃镜复查提示静脉曲张较重，予以食管静脉曲张硬化剂治疗。

【随访】

患者血糖调整良好，完成手术后出院。出院后根据自身饮食情况及血糖监测情况调整胰岛素剂量，4 个月后复查：空腹血糖 6.96 mmol/L，HbA1c 7.7%。

病例分析

1. 肝病与糖尿病

肝脏储存人体的葡萄糖或能量物质，并有助于保持循环中的血糖水平和其他能量物质水平稳定。临床上，越来越多的患者同时存在糖尿病和肝病。慢性肝病合并糖尿病既可能为一个病因的两个系统的不同表现，又可能是具有相互促进的链式恶性循环；糖尿病和肝脏损伤可互相影响导致彼此疾病顽固难治，使得患者生活质量下降和预期寿命缩短。

（1）肝病对糖代谢和糖尿病的影响：大约 80% 肝硬化患者存在胰岛素抵抗，糖代谢紊乱程度与肝病轻重及其病因相

笔记

关。糖尿病是肝硬化的常见并发症，20% 以上肝硬化患者在确诊后 5 年内并发糖尿病。胰岛素敏感性下降几乎见于所有肝硬化患者，提示肝硬化应该是这些患者糖尿病的原因。肝移植可使 2/3 HD 患者的血糖和胰岛素敏感性迅速恢复正常，推测与肝脏清除胰岛素和外周葡萄糖的利用改善有关。

（2）糖尿病对肝病的影响：糖尿病除可引起肾脏、视网膜、周围神经和心血管并发症外，糖尿病患者的肝脏损伤亦很常见且严重。不管是何种原因所致的糖尿病，并存的胰岛素抵抗指数和高血糖症可促进慢性乙型肝炎、慢性丙型肝炎、酒精性肝病、自身免疫性肝病患者肝纤维化的进程，并影响慢性丙型肝炎患者干扰素抗病毒治疗应答。糖尿病是各种类型的肝病患者并发原发性肝癌的独立危险因素，其与 HBV、HCV 感染及酒精滥用有协同致癌作用。糖尿病显著增加肝功能衰竭、肝硬化、原发性肝癌的发生率及肝癌根治术后的复发率。

2. 基础胰岛素联合餐时胰岛素方案

（1）适用人群和使用方案：①口服降糖药联合基础胰岛素治疗后，空腹血糖达标，糖化血红蛋白仍不达标者；或使用较大剂量基础胰岛素后，如 0.6 U/（kg·d），血糖仍不达标者。②使用多次预混胰岛素治疗，血糖控制不佳者或反复发作低血糖者。③需短时间内纠正高血糖的糖尿病患者。患者采用口服降糖药联合基础胰岛素治疗，空腹血糖已达标，但糖化血红蛋白仍未达标时，可逐步增加 1～3 次餐时胰岛素注射以更好地控制血糖。如果患者在接受较高剂量基础胰岛素治疗后，血糖仍未达标，建议逐步增加餐时胰岛素进行治疗。预混胰岛素由于其短效 / 速效胰岛素和中效胰岛素的比例固定，在提供个体化的胰岛素需求上有一定的局限性。对于每日多次行预混胰岛素方案治疗，血糖控制仍不满意或频发低血糖的患者，可以考虑使用基础联合餐时胰岛素治疗。对于血糖水平显著增高并伴有高血糖症状的新诊断 2 型糖尿病患者，或在糖尿病治疗过程中，需短时间内纠正高血糖的患者，推荐进行基础—餐时模式的短期强化治疗。

（2）临床使用建议

1）基础—餐时胰岛素起始方法：对于之前使用预混胰岛素的患者，可按照原先预混胰岛素剂量的 40% ～ 50% 作为基础胰岛素，剩余量作为餐时胰岛素，三餐平均分配；对于需短时间内纠正高血糖的患者，可根据 0.3 ～ 0.5 U/（kg·d）估算起始胰岛素总量，其中，50% 作为基础胰岛素，50% 为餐时胰岛素，三餐平均分配。

2）胰岛素治疗方案和剂量调整：在逐步增加餐时胰岛素的治疗方案中，主餐 / 早餐起始 4 ～ 6 U 餐时胰岛素后，根据下一次餐前血糖值，每周调整 1 ～ 2 次餐时胰岛素剂量，每次调整 1 ～ 2 U 或 10% ～ 15%，直至达到下次餐前血糖目标，根据每 3 ～ 6 个月糖化血红蛋白结果，如需要可逐渐增加至 2 ～ 3 次餐时胰岛素治疗方法。采用基础三餐前胰岛素治方案时，如果血糖水平整体偏高，可先调整基础胰岛素剂量，对于需尽快解除高血糖状态的情况，则可同时调整基础剂量和餐时的剂量。条件允许时，在起始胰岛素治疗的早期可通过住院密切监测血糖以每天调整胰岛素剂量。根据空腹血糖，调整基础胰岛素剂量 4 U 或 10% ～ 20%；根据下一次餐前血糖值，调整餐时胰岛素剂量 1 ～ 2 U 或 10%。如果出现空腹或

笔记

夜间低血糖（低于 3.9 mmol/L）症状，则可减少基础胰岛素和
（或）晚餐前胰岛素剂量 10% ～ 20%；如果日间两餐间出现低
血糖，则减少上一餐的餐时胰岛素剂量 10% ～ 20%；如出现
需他人协助的严重低血糖或随机血糖＜ 2.2 mmol/L，则减少
20% ～ 40% 胰岛素剂量。

病例点评

此例为肝硬化失代偿期合并糖尿病、高血压患者，口服降
糖药物使用受限，糖尿病时间较久，因需反复住院行手术治疗
及受患者自身因素（饮食量无法固定，术后需常规禁食水等）
影响，预混胰岛素血糖控制不佳，空腹、餐后血糖及糖化血红
蛋白升高明显。根据患者疾病特点，我们将预混胰岛素方案更
换为基础＋餐时胰岛素的治疗方案，从而使患者能够根据病情
需要及进食特点灵活控制胰岛素用量，进而更好地控制血糖。
临床工作中，要加强对糖尿病患者的宣教和管理，根据患者特
点决定降糖方案的选择，通过适当的血糖监测和随访达到控制
血糖的目的，从而降低糖尿病并发症的发生风险，改善患者生
活质量，延长寿命。

参考文献

1. 陈光榆，范建高. 糖尿病合并肝病的机制及其处理对策 [J]. 中华肝脏病杂志，
2014，22（3）：171-173.

2. 纪立农，陆菊明，朱大龙，等. 成人 2 型糖尿病基础胰岛素临床应用中国专家指
导建议 [J]. 中国糖尿病杂志，2017，25（1）：2-9.

（苏璇）

病例 3　肝硬化合并糖尿病酮症酸中毒

病历摘要

【基本信息】

患者，男，59 岁，工人，主诉：肝硬化 1 年余，黑便 3 天，呕血 1 天。

现病史：患者于 1 年前无明显诱因出现腹胀，遂于当地医院就诊，超声提示肝硬化，诊断为酒精性肝硬化，给予保肝、利尿治疗症状改善。3 天前无明显诱因出现乏力、纳差、口渴多饮，排黑色软便，1～2 次 / 日，1 天前恶心，呕血 1 次，总量 500 mL，于当地医院就诊，急诊胃镜示：食管胃静脉曲张重度，红色征阳性，贲门黏膜撕裂，给予禁食水、降门脉压、抑酸等治疗，未再出现呕血、黑便，为进一步诊治转入我院。

既往史：既往体健；否认手术及外伤史，对磺胺类药物过敏。个人史：饮酒史 40 年，平均每日饮白酒 500 克，戒酒 1 年，吸烟 30 年，平均每日吸烟 20 支。家族史：父母已故，否认肝病及糖尿病家族史。

【体格检查】

身高 176 cm，体重 67 kg，BMI 21.6，体温 36.7℃，呼吸 20 次 / 分，血压 105/55 mmHg，心率 89 次 / 分，面色晦暗，肝掌（＋），蜘蛛痣（＋），巩膜无黄染，贫血貌。心肺阴性，移动性浊音阴性，双下肢无水肿。神经系统查体阴性。

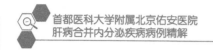

【辅助检查】

血常规：WBC 7.03×10^9/L，HGB 76 g/L，PLT 94×10^9/L。肝功能：ALT 18.5 U/L，AST 26.7 U/L，TBIL 22.1 μmol/L。白蛋白 33.8 g/L，血糖 32 mmol/L，eGFR 112.86 mL/（min·1.73 m²），钾 3.86 mmol/L，钠 137.5 mmol/L，氯 104.1 mmol/L，LA1.1 mmol/L。尿常规：尿糖（++++），尿酮体（++）。血气分析：pH 7.35，BE -9.9，HCO_3^- 14.7 mmol/L，空腹 C 肽 0.77 ng/mL（0.9～7.1 ng/mL），糖尿病相关自身抗体均阴性。血脂：三酰甘油 2.2 mmol/L，高密度脂蛋白 0.35 mmol/L，低密度脂蛋白 2.42 mmol/L，HbA1c 13%，尿微量白蛋白 19 mg/L。眼底检查未见异常，双下肢彩超可见多发动脉斑块形成。

【诊断及诊断依据】

诊断：酒精性肝硬化失代偿期，食管胃底静脉曲张破裂出血，贲门黏膜撕裂出血，门脉高压性胃病，2 型糖尿病，糖尿病酮症酸中毒，血脂异常，动脉硬化。

诊断依据：患者既往有长期大量饮酒史，发现肝硬化 1 年余，曾有过腹腔积液，酒精性肝硬化诊断明确。近期出现呕血、黑便，外院胃镜示食管胃底静脉曲张及贲门黏膜撕裂，故上消化道出血原因考虑食管胃底静脉曲张破裂出血及贲门黏膜撕裂出血。患者既往空腹血糖波动在 6～7 mmol/L，未予重视。此次化验静脉血糖大于 30 mmol/L，尿酮体阳性，血气提示代谢性酸中毒，故糖尿病酮症酸中毒诊断成立。

【治疗】

针对消化道出血，继续给予禁食水、监测生命体征、开

放深静脉通路、降门脉压、抑酸、止血及补液治疗；针对糖
尿病酮症酸中毒，给予监测血糖、血气、电解质及尿酮体。
补液扩容，第 1 小时静脉输注生理盐水 1000 mL，复测血压
120/65 mmHg，心率 72 次 / 分，24 小时共补液 4500 mL（生
理盐水 2500 mL，5% 葡萄糖 2000 mL，氯化钾 6 g），尿量
1800 mL。同时，静脉胰岛素泵入 6 U/h 起始。每小时复测血糖
无明显下降，将胰岛素泵速升至 8 U/h，每小时复测血糖降至
26.4 mmol/L，后血糖以每小时 2 ～ 4 mmol/L 的速度下降，当患者
血糖浓度接近 14 mmoL/L 时，停用胰岛素泵入，给予地特胰岛素
皮下注射。患者生命体征平稳，1 天后，血糖降至 9 ～ 12 mmol/L，
尿酮体阴性。患者入院后未再出现呕血、黑便，嘱进流食；开
始门冬胰岛素 + 地特胰岛素强化治疗。

📋 病例分析

　　此病例为酒精性肝硬化，上消化道出血合并 2 型糖尿病酮
症酸中毒。糖尿病酮症酸中毒（diabetic ketoacidosis，DKA）
是糖尿病的严重急性并发症之一，是由于胰岛素分泌不足和升
糖激素异常升高引起的糖类、脂肪和蛋白质代谢严重紊乱的综
合征，临床以高血糖、高血酮和代谢性酸中毒为主要表现。

　　诊断标准见表 3-1。

表 3-1　DKA 的诊断标准

程度	血糖 (mmol/L)	动脉血 pH 值	血清 HCO₃⁻ (mmol/L)	尿酮体	血清 酮体	血浆有 效渗 透压	阴离子 间隙 (mmol/L)	神经 状态
轻度	> 13.9	7.25 ～ 7.30	15 ～ 18	阳性	阳性	可变	> 10	清醒
中度	> 13.9	7.00 ～ 7.25	10 ～ 15	阳性	阳性	可变	> 12	清醒 / 嗜睡
重度	> 13.9	< 7.00	< 10	阳性	阳性	可变	> 12	木僵 / 昏迷

DKA 治疗的成功依赖于对脱水状态、高血糖和电解质异常的纠正、识别并改善可能的诱因及密切监测。其治疗原则包括补液、持续小剂量胰岛素治疗、对电解质异常的纠正及全程密切观察。

📋 病例点评

此患者酒精性肝硬化失代偿期诊断明确,此次以消化道出血住院,出血的诱因可能为酮症所致的恶心、呕吐及多饮。患者既往空腹血糖升高未给予重视,未监测餐后 2 小时血糖及糖化血红蛋白,而合并肝硬化的糖尿病往往空腹血糖升高不明显,易被忽视。此次发病早期有口渴多饮、恶心、呕吐等酮症症状,但被呕血所掩盖。酮症酸中毒的治疗原则与普通 2 型糖尿病无区别,只是此患者合并消化道出血,会进一步加重血容量不足,且不适合经口补液,故应加强中心静脉压的监测以指导补液。此病例的缺陷是未检测血酮体,因尿酮检出的是丙酮和乙酰乙酸,两者在病情缓解时在酮体中所占比例反而升高,故评估具有滞后性,建议开展血酮体检测。

参考文献

1. 中华医学会糖尿病学分会 . 中国 2 型糖尿病防治指南（2017 年版）[J]. 中华糖尿病杂志，2018，10（1）：4-67.

2. 翟笑，肖新华 . 糖尿病酮症酸中毒的救治及进展 [J]. 临床内科杂志，2017，34（3）：152-154.

3. 中华医学会内分泌学分会 . 中国糖尿病血酮监测专家共识 [J]. 中华内分泌代谢杂志，2014，30（3）：177-183.

（惠威　魏琳琳）

病例4 肝硬化合并糖尿病发生颈部脓肿

病历摘要

【基本信息】

患者，男，51岁，主因"发现左颈部肿物1个月，肿物破溃3天"于2011年5月9日收入院。患者于1个月前无意中发现左颈部肿块，不伴疼痛、发热，肿物逐渐增大，未行治疗。1周前肿物疼痛，伴发热，体温最高39℃，就诊于外院，检查后考虑为"颈淋巴结肿大"，口服抗生素治疗，具体不详，未好转。3天前肿物破溃，伴有溢血性脓性液，仍有发热，体温最高39℃，伴有畏寒、寒战，为进一步诊治收入院，患者近2个月体重减轻10 kg。

既往史：否认高血压史，否认糖尿病病史。饮酒史25年，主要饮白酒（≥42度），7次/周，平均5两/次，12年前明确诊断为酒精性肝硬化，间断因腹腔积液等应用利尿剂治疗，具体不详，戒酒6年，未规律复查随诊。否认手术史及过敏史。

【体格检查】

体温39.2℃，血压100/60 mmHg，心率86次/分，呼吸20次/分，神志清，精神差，皮肤、巩膜中度黄染，肝掌（＋），蜘蛛痣（＋）。左颈部可触及肿物，表面破溃，直径约5 cm×5 cm，局部压痛（＋），表面溢出脓性物。左肺呼吸音清，右下肺呼吸音消失，未触及干、湿性啰音，心律齐，未触及杂音。

腹饱满，腹软，无压痛及反跳痛，肝脾肋下未触及，移动性浊音可疑阳性，腹腔积液少量，双下肢无水肿。

【辅助检查】

WBC 9.33×10^9/L，N% 81.4%，L% 7.8%，HGB 107 g/L，PLT 37×10^9/L，血涂片白细胞分类杆状核 10%，分叶核 81%。尿常规：尿糖（+++），尿胆红素（++），尿胆原（+），尿酮体（−）。肝肾功能：ALT 61.4 U/L，AST 48.1 U/L，TBIL 123.9 μmol/L，DBIL 49.8 μmol/L，ALB 23.2 g/L，GLB 39.5 g/L，BUR 5.22 mmol/L，Cr 50.3 μmol/L。空腹血糖 18.03 mmol/L，餐后 2 小时血糖 24.8 mmol/L。凝血功能：凝血酶原时间 19.6 s，凝血酶原活动度 52.6%。甲胎蛋白 2.24 ng/mL，癌胚抗原 8.19 ng/mL。HBsAg（−），HBsAb（−），HBeAg（−），HBeAb（−），HBcAb（−），丙型肝炎抗体（−）。

腹部 CT：肝硬化、脾大、腹腔积液、侧支循环形成，肝脏强化不均匀，右侧肾小囊肿。胸部 CT：右侧大量包裹性积液，左上肺炎症，左下胸膜肥厚。胸腔积液化验为橘黄色混浊，李凡他试验阳性，WBC 0.18×10^9/L，单核 80%，多核 20%，胸腔积液涂片未见抗酸杆菌，胸腔积液培养阴性。颈部 MRI：左颈部脓肿破溃并瘘管形成，周围淋巴结肿大。颈部细菌涂片：可见革兰阴性杆菌，颈部肿物分泌物培养及胸腔积液培养均为肺炎克雷白杆菌，对氨苄西林及氯霉素耐药，头孢噻肟钠、左氧氟沙星及亚胺培南西司他丁钠等敏感。颈部组织病理回报：坏死组织中散在灶性异型细胞残影。免疫组化：AE1（++）、AE3（++）、CD45RO（+）、CD3（−）、CD79a（−）、CD20（部分+）。

【诊断及诊断依据】

诊断：左颈部脓肿，酒精性肝硬化失代偿期，腹腔积液，右侧胸腔积液，胸腔感染，2 型糖尿病。

诊断依据：患者为中年男性，急性病程，未规律复查随诊。发现左颈部肿物 1 个月，肿物破溃 3 天入院，查体：左颈部可触及肿物，表面破溃，直径约 5 cm×5 cm，局部压痛（＋），表面溢出脓性物。化验血常规示白细胞及中性粒细胞分类升高，颈部肿物分泌物培养为肺炎克雷白杆菌，颈部组织病理回报：坏死组织中有散在灶性异型细胞残影，左颈部脓肿诊断明确。右侧大量胸腔积液，化验胸腔积液渗出液，胸腔积液培养为肺炎克雷白杆菌，考虑胸腔感染。既往长期大量饮酒史，12 年前明确诊断为酒精性肝硬化，间断因腹腔积液等应用利尿剂治疗，结合病史及腹部超声，酒精性肝硬化失代偿期诊断明确。既往否认糖尿病病史，此次就诊后发现空腹及餐后血糖明显升高，无酮症酸中毒倾向，考虑为 2 型糖尿病。

【治疗】

患者入院完善检查后考虑左颈部脓肿，加用头孢唑肟 2 g，每 12 小时 1 次静脉点滴抗感染治疗，给予还原型谷胱甘肽及复方甘草酸苷保肝、腺苷蛋氨酸退黄，并间断输白蛋白及血浆支持治疗。患者此次入院发现糖尿病，血糖明显升高，予以糖尿病饮食，给予胰岛素强化治疗（三餐前诺和灵 R，睡前诺和灵 N），监测血糖调整胰岛素用量，后监测血糖达标，空腹 5 ～ 7 mmol/L，餐后 8 ～ 10 mmol/L。颈部肿物请耳鼻喉科会诊，每天给予清创消毒换药处理，并送颈部肿物分泌物培养及组织病理。颈部肿物分泌物及胸腔积液培养为肺炎克雷白杆菌，2011 年 5 月 11 日加用左氧氟沙星 0.3 g，每 12 小时 1 次静脉输注抗感染治疗。后患者仍间断有发热，体温最高 38.7℃，无畏寒、寒战，有周身酸痛及明显乏力，复查白细胞较前升高，2011 年 5 月 13 日升级抗生素为亚胺培南西司他丁钠 0.5 g，每 6 小时 1 次静脉输注治疗，后患者体温逐渐正常，肝功能较前好转。经过积极抗感染、保肝、控制血糖、对症支持等综合治疗后，患者感染好转，颈部伤口愈合，病情稳定出院。患者住院期间血常规及肝功能动态变化详见表 4-1。

表 4-1　治疗期间患者血常规及肝功能动态变化

日期	WBC (×10⁹/L)	N%	ALT (U/L)	TBIL (μmol/L)	DBIL (μmol/L)	PTA (%)	FBG (mol/L)
2011 年 5 月 10 日	12.1	85.2	48.2	162.7	75.7	41	25.54
2011 年 5 月 13 日	13.22	73.9	48.3	184.7	83.9	47.9	18.39
2011 年 5 月 23 日	6.43	77.4	62.7	153.8	57.9	39.6	10.82
2011 年 6 月 7 日	3.17	57.4	43.8	143.7	52.8	47.1	6.66

【随访】

患者出院后于门诊定期复查肝功能，未定期复查腹部超声及 CT，长期服用保肝对症药物，饮食控制欠佳，胰岛素注射不规律，未定期监测血糖，于 2015 年 12 月复查腹部 CT 提示肝内直径约 7 cm 占位，伴有门脉癌栓，AFP 升高达 23.19 ng/mL，考虑原发性肝癌，肝功能急剧恶化，出现肝衰竭、肾衰竭，2016 年 3 月死于多脏器功能衰竭。

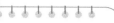
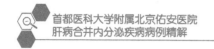
病例分析

1. 抗感染治疗在此病例诊疗中的作用

患者因颈部脓肿入院，起病急，入院后发现糖尿病、免疫功能低下且肝硬化基础疾病重、肝功能储备下降。首先应进行颈部脓肿充分引流，定期换药，积极处理局部脓肿情况。其次抗感染药物选择需要结合患者疾病基础、并发症、病情严重程度等综合考虑，此类患者合并急性感染时需加强抗感染治疗，通常采用降阶梯治疗，先采用广谱抗感染治疗方案，有病原学证据回报后可根据药敏调整方案，待病情稳定后逐渐降阶梯治疗。本例患者抗感染药物升级为亚胺培南西司他丁钠后患者病情逐渐稳定，体温正常，肝功能好转，积极抗感染治疗促使患者病情恢复，最终好转出院。

2. 胰岛素强化治疗在肝硬化合并糖尿病中的应用

患者既往未规律复查监测血糖，此次因左侧颈部脓肿急性感染入院，发现空腹及餐后血糖明显升高，多次空腹血糖 > 7 mmol/L，无酮症酸中毒倾向，考虑为 2 型糖尿病。因血糖明显升高，入院给予胰岛素强化治疗（三餐前诺和灵 R，睡前诺和灵 N），睡前诺和灵 N 控制空腹血糖，三餐前短效胰岛素控制餐后血糖，监测血糖调整胰岛素用量。

3. 肝硬化合并糖尿病需重视血糖管理

患者此次急性起病，因颈部脓肿发现糖尿病，既往未规律监测血糖，考虑既往可能存在长时间的血糖控制欠佳，需从以下方面加强肝硬化合并糖尿病患者的管理。

宣教：需重视患者的教育，尤其是陪护家属的教育工作，住院期间有医务人员定期教育随诊，但病情稳定后回归社会及家庭时，患者通常疏于管理，依从性不佳，不能长期坚持用药及随访。需在住院时加强宣教，提升患者及其家属对糖尿病正确管理的理念，加强出院后的随访及门诊宣教工作。

饮食：住院期间进行糖尿病相关饮食宣教，控制每日饮食热量及糖类、脂肪、蛋白质三大营养物质的配比。

用药：患者肝硬化失代偿期状态，需长期应用胰岛素治疗，教会患者及其家属正确使用胰岛素笔，定期更换笔芯及针头，胰岛素注射时需注意定时加餐，随身携带胰岛素注射提示卡及糖块，警惕低血糖发作。

监测随访：需提醒此类患者定期自测血糖，调整胰岛素用量，门诊监测腹部超声、CT 等警惕肿瘤。

📋 病例点评

肝硬化患者容易合并糖耐量异常，需注意筛查空腹血糖及糖耐量试验，及早发现并干预糖尿病。部分糖尿病以急性感染起病，需重视此类患者的血糖管理，患者空腹血糖明显升高，适宜先进行胰岛素强化治疗，根据血糖调整胰岛素用量。肝硬化合并糖尿病患者会增加肝癌发生概率，需注意定期筛查腹部超声及 CT，并且重视血糖的管理，提高患者依从性。

参考文献

1. KO M C, LIN W H, MARTINI S, et al. A cohort study of age and sex specific risk of pyogenic liver abscess incidence in patients with type 2 diabetes mellitus[J]. Medicine（Baltimore），2019，98（17）：e15366.

2. 何赵娜，曹喜贵，刘国良. 糖尿病性皮肤感染的识别、特征及处理 [J]. 实用糖尿病杂志，2018，14（1）：5-7.

3. 陈莉丽，陈超伍，刘军，等 . 糖尿病酮症酸中毒并颈部脓肿、感染性休克 1 例 [J]. 实用临床医药杂志，2014，18（13）：188.

（赵娟）

病例 5　肝硬化合并糖尿病足

病历摘要

【基本信息】

患者，男，67 岁，主诉：肝病史 8 年，食欲减退 6 月余，双下肢水肿 2 周。患者于 8 年前无明显诱因出现乏力、尿黄，于我院就诊，诊断为药物性肝炎、2 型糖尿病，给予保肝、降糖等对症治疗后好转出院。6 个多月前患者自觉乏力，未予重视，未行治疗。2 周前患者出现双下肢水肿，右下肢感染，于当地医院就诊，诊断为糖尿病足合并感染，给予头孢抗感染治疗。1 月 28 日行右下肢脓肿切开清创术，术后 1 周患者开始出现腹胀，症状进行性加重，为求进一步诊治收入我科。

既往史：既往骨结核病史，曾长期应用中药外敷右侧颜面部，遗留右侧下颌骨内陷。

【体格检查】

体温 36.4 ℃，血压 96/61 mmHg，脉搏 78 次 / 分，呼吸 20 次 / 分，慢性病容，皮肤色泽苍白，周身水肿，腰骶部及左侧踝部可见压疮，头颅右侧下颌骨内陷，结膜苍白，巩膜轻度黄染。右侧锁骨下深静脉置管外院带入，通畅在位，未见异常渗出，肝掌阴性，毛细血管扩张征阴性，蜘蛛痣无。双肺可闻及少许湿性啰音，双下肺呼吸音弱，右侧为著，心率78次/分，心律齐。腹部饱满，无腹壁静脉曲张，腹壁柔软，全腹无压痛、反跳痛、肌紧张，肝脏未触及，脾脏未触及，肝上界位于右锁骨中线第 5 肋间，肝区叩痛无，Murphy 征阴性，移动性浊音阳性，肠鸣音 3 次 / 分，扑翼样震颤阴性。阴囊及阴茎水肿，导尿管外院带入，通常在位，左下肢水肿，右下肢无菌敷料覆盖，未见异常渗出。

【辅助检查】

血常规：WBC 13.94×10^9/L，N 12.69×10^9/L，N% 91.1%，HGB 87 g/L，PLT 94×10^9/L。肝功能：ALT 29 U/L，AST 81 U/L，TBIL 86.3 μmol/L，DBIL 67.8 μmol/L，白蛋白 12.2 g/L。生化：BUR 6.27 mmol/L，Cr 57.3 mmol/L，GFR 100.79 mL/（min·1.73 m²）。凝血功能：凝血酶原时间 22.3 s，凝血酶原活动度 38%，凝血酶原国际标准化比率 1.99，活化的部分凝血活酶时间 42.7 s，纤维蛋白原 1.83 g/L，D– 二聚体 753 μg/L。乳酸 2.5 mmol/L。降钙素原 1.36 ng/mL。CRP 67.6 mg/L。G 试验 162.7 pg/mL。痰涂片：可见真菌孢子。痰培养：铜绿假单胞菌，未见菌丝。便涂片：可见真菌孢子，未见菌丝。便培养：铜绿假单胞菌。尿涂片：可见真菌孢子，未见菌丝。HbA1c 11.9%。

腹部超声：肝硬化，腹腔积液大量，脾大。肺 CT：双肺炎症，双侧胸腔积液。下肢血管超声：右侧小腿肌间静脉血栓，双下肢动脉粥样硬化，双下肢皮下软组织水肿。

【诊断及诊断依据】

诊断：肝硬化失代偿期，低白蛋白血症，腹腔积液大量，脾功能亢进，2 型糖尿病，糖尿病足，右下肢脓肿，清创术后，肺部感染，胸腔积液，高乳酸血症，贫血中度，骨结核，压疮。

诊断依据：患者为老年男性，既往诊断为 2 型糖尿病、骨结核，2周前因糖尿病足、右下肢脓肿于外院行清创术。入院查腹部超声示腹腔积液大量、肝硬化、脾大，血常规示血小板偏低，肝功能示低白蛋白，肺 CT 示双肺炎症，双侧胸腔积液，故结合患者病史及辅助检查，上述诊断明确。

【治疗】

糖尿病饮食，给予保肝、补充白蛋白、利尿、替加环素抗感染，下肢术区给予每日换药、控制血糖、加强营养支持等治疗，患者腹胀及下肢水肿较前明显好转。G 试验阳性，结合患者肺 CT 表现，尿、便、痰涂片及培养，考虑合并真菌感染，给予伏立康唑联合哌拉西林钠他唑巴坦钠抗感染治疗，后患者病情好转出院。

【随访】

患者于烧伤科进一步就诊，定期换药，继续抗感染、保肝、补充白蛋白等治疗，后定期门诊随诊，间断复查肝功能及监测血糖较稳定。

病例分析

该患者于 8 年前因肝功能异常于我院住院治疗，完善嗜肝病毒及自身抗体系列等均未见异常，结合患者既往骨结核病史，曾长期应用中药外敷右侧颜面部，考虑药物性肝炎，期间完善 OGTT 试验诊断为 2 型糖尿病明确，给予保肝及胰岛素降糖治疗后好转出院。出院后未定期复查，未监测血糖，亦未规律应用降糖药物。此次因糖尿病足、右下肢感染于外院烧伤科行右下肢脓肿切开清创术，术后规律换药，逐渐出现腹胀、下肢水肿呈进行性加重，为进一步诊治转至我院。结合患者腹部超声表现，肝硬化诊断明确，且药物性肝硬化可能性较大。患者入院时严重水肿、腹腔积液、低白蛋白血症，考虑由右下肢创面渗液丢失及肝硬化失代偿所致。肝脏是合成白蛋白的主要脏器，90%以上白蛋白由肝脏合成，以维持血液胶体渗透压、体内代谢物质转运及营养支持等。肝硬化时期肝脏合成功能下降，可导致低白蛋白血症、腹腔积液、感染、凝血功能障碍等。该患者手术前并无大量腹腔积液及严重的低白蛋白血症，后期出现的症状除肝硬化相关以外，还有糖尿病足。

病例点评

WHO对糖尿病足的定义：与局部神经异常和下肢远端外周血管病变相关的足部感染、溃疡、深层组织破坏。糖尿病足感染是糖尿病常见并发症，包括皮肤软组织感染与骨感染（骨髓炎）。根据病变的深度和范围可将糖尿病足分为0～V级（Wagner标准分级）：0级，无溃疡，但为高危足，该期患者应注意教育，预防发生糖尿病足；Ⅰ级，浅表性溃疡，最常见于第一跖趾；Ⅱ级，深部溃疡，常穿过皮下脂肪达筋膜或韧带，但无脓肿形成及骨受累；Ⅲ级，深部感染如蜂窝织炎或脓肿形成，有骨受累，常致骨髓炎；Ⅳ级，局部坏疽如足尖、足跟或远端更大范围；V级，全足坏疽。

该患者于8年前诊断为2型糖尿病，出院后未定期复查，未监测血糖，亦未规律应用降糖药物，与其后继发感染密切相关，该患者于外院行右下肢脓肿切开引流、术后术区换药，入我院时术区无菌敷料覆盖，换药时揭开敷料，可见右小腿胫骨前下方、外侧，足底，足背部皮肤大片缺损，缺损处韧带、肌肉、胫骨外露，伤口周围皮肤红肿，压痛阳性，未见新发脓肿灶，给予烧伤膏及烧伤科专用敷料换药治疗。该患者糖尿病足感染已达Ⅲ级，后期换药时发现创面愈合困难，考虑是由于患者肝硬化造成的低蛋白血症和糖尿病引发的微血管病变共同影响所致。此外，抗感染治疗也是重中之重。大部分病例选择抗生素时需考虑覆盖葡萄球菌和链球菌，当患者存在感染耐甲氧西林的金黄色葡萄球菌（methicillin-resistant staphylococcus aureus，MRSA）可能时，治疗方案还应覆盖MRSA，当有培养和药敏结果时，可以依据药敏结果调整特异的治疗方案。对于长期住院、应用抗生素且卧床时间较长的患者，还需考虑到当地医院院内感染分布、患者的压疮情况及有无继发真菌感染等，应及时调整抗生素治疗方案。规范的糖尿病足治疗，应以外科医生为主，内科医生为辅，评估病情并制订诊疗计划，给予足部清创换药、抗感染、控制血糖、营养支持等治疗，并联合营养师、康复师协同指导饮食结构调整及功能锻炼，足病鞋制造师制造功能支具等。对于以肝硬化为基础的患者，无论术前或术后，均需评估患者的肝功能，包括血清白蛋白、凝血功能、胆红素、腹腔积液及肝性脑病等情况，及时补充人血白蛋白、凝血因子等。

参考文献

1. 陈莉丽，陈超伍，刘军，等.糖尿病酮症酸中毒并颈部脓肿、感染性休克1例[J].实用临床医药杂志，2014，18（13）：188.

2. 中华医学会糖尿病学分会 . 中国 2 型糖尿病防治指南（2013 年版）[J]. 中华内分泌代谢杂志，2014，30（10）：893-942.

3. 国际血管联盟中国分会糖尿病足专业委员会 . 糖尿病足诊治指南 [J]. 介入放射学杂志，2013，22（9）：705-708.

4. 李玲，臧莎莎，宋光耀 . 糖尿病足溃疡的危险因素与治疗进展 [J]. 中国全科医学，2013，16（33）：3159-3163.

5. 陆祖谦，丁维 . 糖尿病周围神经病变诊治进展 [J]. 药品评价，2013，10（17）：35-42，45.

6. 关小宏 . 关于我国糖尿病足防治策略的探讨 [J]. 中华损伤与修复杂志（电子版），2016，11（2）：84-89.

7. 徐俊，王鹏华 . 糖尿病足感染标准化规范化诊治 [J]. 中国实用内科杂志，2016，36（1）：3-6.

（房媛）

病例 6　肝病合并低血糖

病历摘要

【基本信息】

患者，男，44 岁，主诉：肝病史 9 年，反复发作性低血糖 1 年。患者于 9 年前无明显诱因出现腹胀，于外院检查发现乙型肝炎表面抗原阳性，肝功能异常，具体情况不详，诊断为病毒性乙型肝炎，给予拉米夫定抗病毒治疗。后因 HBV-DNA 升高，更换恩替卡韦抗病毒治疗。3 年前因肝硬化、腹腔积液、脾功能亢进、食管静脉曲张重度、门静脉栓子、巨脾于我院行脾切除术，术后长期口服华法林 1 片，每日 1 次，抗凝治疗。近 1 年患者出现反复发作性心悸、大汗，多于进食后 2 ～ 3 小时出现，再次进食后可缓解，遂于我科就诊。

既往史：否认糖尿病、高血压、心脏病等慢性病史，否认外伤史，否认过敏史，否认吸烟、饮酒史。9 年前因肛周脓肿行手术切除治疗。

【体格检查】

体温 36.2 ℃，血压 109/71 mmHg，脉搏 76 次 / 分，呼吸 20 次 / 分，神志清，营养良好，发育正常，表情自如，慢性病容，皮肤色泽正常，肝掌阴性，毛细血管扩张征阴性，蜘蛛痣无。心肺查体未见异常。左上腹可见陈旧手术瘢痕，腹部平坦，无腹壁静脉曲张，腹壁柔软，全腹无压痛、反跳痛、肌紧

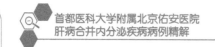

张, 肝脏未触及, 肝上界位于右锁骨中线第 5 肋间, 肝区叩痛无, Murphy 征阴性, 移动性浊音阴性, 肠鸣音 3 次 / 分, 扑翼样震颤阴性, 双下肢无水肿。

【辅助检查】

血常规: WBC 7.68×10^9/L, N 4.82×10^9/L, N% 62.7%, HGB 154 g/L, PLT 253×10^9/L。肝功能: ALT 20.1 U/L, AST 24.6 U/L, TBIL 10 μmol/L, DBIL 4.2 μmol/L, 白蛋白 39.9 g/L。生化: BUR 4.06 mmol/L, Cr 66.5 mmol/L, GFR 111.44 mL/ (min·1.73 m^2)。凝血功能: 凝血酶原时间 13.3 s, 凝血酶原活动度 76%, 凝血酶原国际标准化比率 1.18, 活化的部分凝血活酶时间 41.2 s, 纤维蛋白原 2.19 g/L, D- 二聚体 104 μg/L。乙肝五项: HBsAg (+), HBsAb (-), HBeAg (-), HBeAb (+), HBcAb (+), HBV-DNA 定量未检测到。HbA1c 5.7%。OGTT 试验示空腹血糖 5.67 mmol/L, 餐后半小时 10.99 mmol/L, 餐后 1 小时血糖 10.56 mmol/L, 餐后 2 小时血糖 3.09 mmol/L, 餐后 3 小时血糖 2.43 mmol/L; 空腹胰岛素 8.51 μIU/mL, 餐后半小时胰岛素 35.65 μIU/mL, 餐后 1 小时胰岛素 131.25 μIU/mL, 餐后 2 小时胰岛素 27.79 μIU/mL, 餐后 3 小时胰岛素 11.27 μIU/mL; 空腹 C 肽 1.8 ng/mL, 餐后半小时 C 肽 5.42 ng/mL, 餐后 1 小时 C 肽 13.40 ng/mL, 餐后 2 小时 C 肽 6.68 ng/mL, 餐后 3 小时 C 肽 4.32 ng/mL。

腹部超声: 肝硬化, 门静脉增宽 (13 mm), 门静脉、脾静脉栓子, 胆囊壁毛躁。腹部增强 CT: 肝硬化, 脾切除术后, 侧支循环形成, 门静脉、脾静脉残端血栓形成, 肝脏局灶性灌注异常, 动门脉分流可能性大, 肝囊肿。胃镜: 食管静脉曲张

（中度），门脉高压性胃病。心电图：窦性心律，正常心电图。

【诊断及诊断依据】

诊断：乙型肝炎肝硬化代偿期，脾切除术后，门静脉血栓，脾静脉血栓，食管静脉曲张中度，门脉高压性胃病。

诊断依据：患者为中年男性，乙型肝炎病史 9 年，曾口服拉米夫定抗病毒治疗，后因 HBV-DNA 升高，更换恩替卡韦抗病毒治疗。3 年前因肝硬化、腹腔积液、脾功能亢进、食管静脉曲张重度、巨脾于我院行脾切除术。入院后复查腹部增强 CT：肝硬化，脾切除术后，侧支循环形成，门静脉、脾静脉残端血栓形成，胃镜示食管静脉曲张（中度），门脉高压性胃病。故结合患者病史及辅助检查，上述诊断明确。

【治疗】

患者乙型肝炎肝硬化代偿期诊断明确，入院后给予保肝、抗病毒等治疗。患者反复发作性低血糖，多于进食后 2～3 小时出现，完善 OGTT 试验示餐后 2 小时及餐后 3 小时出现低血糖，最低 2.43 mmol/L，结合患者辅助检查，考虑为功能性低血糖，因高糖饮食而诱发，嘱患者调整饮食结构，可少食多餐及进食低升糖指数食物。

【随访】

定期门诊随诊，间断复查肝功能及监测血糖较稳定。

病例分析

患者乙型肝炎肝硬化诊断明确，近 1 年反复出现低血糖，

33

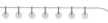
需考虑胰岛素瘤、早期糖尿病等。肝病相关的低血糖一般是由于肝糖原储备减少、糖异生作用减弱，以及患者进食不足，而容易发生低血糖。肝源性低血糖主要表现为空腹血糖低而餐后血糖高，低血糖发作时胰岛素分泌通常不高，低血糖发作随着肝病的好转、恶化而减轻或加重。但针对该患者，乙型肝炎肝硬化病情稳定，未见明显进展，结合患者病史及 OGTT 结果，不符合糖尿病诊断标准，该患者空腹血糖正常，低血糖多于餐后 2～3 小时出现，且伴有高胰岛素血症，辅助检查未见占位性病变，考虑为功能性低血糖，常因高糖饮食而诱发。

病例点评

低血糖是指血清葡萄糖水平低于 2.8 mmol/L，正常人血糖浓度的恒定是靠中枢神经系统、内分泌腺、肝脏、胃肠、肾脏等共同协调维持，其中以内分泌腺和肝脏起主要作用。当血糖浓度下降至低血糖症阈值时，各种升糖激素如胰高血糖素、儿茶酚胺、肾上腺皮质激素、生长激素、甲状腺激素等通过不同机制发挥升糖作用，儿茶酚胺可抑制胰岛素分泌，促使肝、肾糖异生，刺激脂肪分解，抑制外周组织对葡萄糖的作用；胰高糖素促进肝糖异生；肾上腺素促进肠道对葡萄糖的吸收，且上述激素可减弱胰岛素的活性，通过以上激素的综合作用，使得机体血糖得以平衡。一旦其中任何一个环节功能异常，都有可能发生低血糖。低血糖可以是暂时性的、复发性的或持续性的，低血糖症的常见原因见表 6-1。

表 6-1　低血糖症的常见病因

常见病因分类	具体病因
Ⅰ 伴有高胰岛素血症	一、器质性
	（一）胰岛功能亢进
	1. 胰岛 β 细胞瘤
	2. 胰岛 β 细胞增生症
	（二）胰外肿瘤
	（三）早期糖尿病
	二、功能性
	（一）功能性低血糖
	（二）滋养性低血糖
	（三）特发性反应性低血糖
	三、药物性
	（一）胰岛素反应
	（二）磺脲类药物及其他
	四、自身免疫性低血糖
	五、A 型胰岛素抵抗综合征
Ⅱ 不伴高胰岛素血症	一、垂体前叶功能减退症
	二、艾迪生病
	三、胰岛 α 细胞功能减退症
	四、肝源性低血糖
	五、酒精使用
	六、重要器官衰竭
Ⅲ 其他原因	一、中枢神经系统疾病
	二、代谢功能紊乱
	三、葡萄糖利用过多与丧失过多，食物摄入不足

该患者低血糖时伴有高胰岛素血症，结合病史未服用特殊药物，辅助检查未见占位性病变，故考虑为功能性低血糖，常因高糖饮食而诱发，应严格限制单糖类摄取的量，尽量避免糖分较高的水果及果汁（如葡萄汁混合 50% 水），少吃通心粉、面条、肉汁、白米、玉米片、番薯等，增加高纤维饮食。饮食结构可提高蛋白、脂肪摄入比例，减少糖量摄入，少量多餐，避免饥饿。

参考文献

1. 王建华.低血糖，并非都与糖尿病有关——浅谈"非糖尿病相关性低血糖"[J].心血管病防治知识（科普版），2015（2）：16-19.

2. 时博，吴玥辰，刘敏，等.肝源性低血糖伴高血糖症的临床识别及处理 [J]. 实用糖尿病杂志，2016，12（5）：7-8.

（房媛）

病例 7　妊娠期糖尿病

病历摘要

【基本信息】

患者，女，33 岁，主因"停经 6 个月，发现血糖升高 1 天"入院。患者为育龄女性，末次月经是 2018 年 10 月 15 日，停经后如期确诊妊娠及自感胎动。1 天前 75 g 口服糖耐量试验提示：空腹 4.75 mmol/L → 1 小时 10.8 mmol/L → 2 小时 8.6 mmol/L，无多尿、多饮、多食等症状，诊断为妊娠期糖尿病，控制饮食，HbA1c 6%。孕期化验 HBsAg（＋）。

既往史：6 岁时体检发现 HBsAg（＋），肝功能正常，未复查。家族史：否认乙型肝炎及糖尿病家族史。

【体格检查】

体温 36.5 ℃，血压 110/70 mmHg，心率 80 次 / 分，呼吸 20 次 / 分，神志清，精神可，皮肤、巩膜无黄染。双肺呼吸音清，未触及干、湿性啰音，心律齐，未触及杂音。腹软，无压痛及反跳痛，双下肢无水肿。妇科体检：阴道及宫颈正常。胎心 140 次 / 分。

【辅助检查】

血常规：WBC 12.94×10^9/L，HGB 136 g/L，PLT 393×10^9/L。肝肾功能正常，HBV-DNA 2.3×10^5 IU/mL，尿糖阴性，尿酮体阴性。

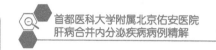
【诊断】

妊娠期糖尿病，HBV 携带者。

【治疗】

监测血糖：空腹 5.8 mmol/L →早餐后 2 小时 10.5 mmol/L →午餐前 5.9 mmol/L →午餐后 2 小时 11.9 mmol/L →晚餐前 5.4 mmol/L →晚餐后 2 小时 9.3 mmol/L。内分泌科会诊结果为①饮食指导：选择低升糖指数的饮食。少量多餐，每日分 3 次主餐 3 次加餐。妊娠中、晚期的推荐能量附加量分别为 300 kcal/d 和 450 kcal/d。②运动：鼓励孕期运动，包括有氧运动及阻力运动。每次运动时间少于 45 分钟。③胰岛素治疗：门冬胰岛素 6 U、4 U、4 U 三餐前皮下注射，监测血糖显示空腹 5.2 mmol/L →早餐后 2 小时 6.2 mmol/L →午餐前 5.2 mmol/L →午餐后 2 小时 6.6 mmol/L →晚餐前 6.4 mmol/L →晚餐后 2 小时 6.4 mmol/L。

【随访】

出院后内分泌门诊随访。血糖控制基本达标，无低血糖发生，无尿酮体。体重增长在正常范围内，胎儿监测正常，于 2019 年 4 月 11 日剖宫产一男活婴，无窒息，体重 3400 g。患者产后停用胰岛素，恢复可。建议产后 6 周行口服糖耐量试验（oral glucose tolerance test，OGTT）评估糖代谢状态。

病例分析

妊娠合并糖尿病包括孕前糖尿病（pregestational diabetes mellitus，PGDM）和妊娠期糖尿病（gestational diabetes mellitus，

GDM）两种情况，GDM 是妊娠期首次发生或发现的葡萄糖不耐受状态，包括一部分患者妊娠前就已经有糖耐量受损，但是在妊娠期间首次发现的。GDM 占到妊娠合并糖尿病的 90% 以上，且 20%～50% 在产后发展为 2 型糖尿病。饮食能够控制的 GDM 为 A1 型，需要药物控制才能达到血糖正常的 GDM 则为 A2 型。

GDM 的母体和胎儿并发症：GDM 患者子痫前期发病率、剖宫产率及产后发生 2 型糖尿病风险均增加。GDM 患者后代发生巨大儿、新生儿低血糖、高胆红素血症、肩难产和产伤风险增加。同时也有研究认为胎儿暴露于母体糖尿病，与儿童期及成年后出现肥胖和糖尿病相关。

此患者 75 g OGTT 1 小时 > 10.0 mmol/L，8.5 mmol/L < 2 小时 < 11.1 mmol/L，符合妊娠期糖尿病的诊断标准。鉴别诊断：①妊娠期显性糖尿病，也称妊娠期间的糖尿病，指孕期任何时间被发现且达到非孕人群糖尿病诊断标准：空腹血糖 ≥ 7.0 mmol/L 或糖负荷后 2 小时血糖 ≥ 11.1 mmol/L，或随机血糖 ≥ 11.1 mmol/L。此患者 75 g OGTT 未达到此标准，故可除外。② PGDM，指孕前确诊的 1 型、2 型或特殊类型糖尿病。此患者既往无糖尿病病史，此诊断可除外。

明确诊断后，患者经饮食控制及规律运动后，血糖仍不达标，给予胰岛素治疗。所有类型的孕期糖尿病孕期血糖目标：空腹血糖 < 5.3 mmol/L，餐后 1 小时血糖 < 7.8 mmol/L，餐后 2 小时血糖 < 6.7 mmol/L。孕期血糖 < 4.0 mmol/L 为血糖偏低，需调整治疗方案；血糖 < 3.0 mmol/L，必须给予即刻处理。

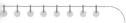

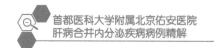

此患者血糖基本达标，无低血糖发生。GDM只是一个临时诊断，产后4~12周，检测血糖，明确是否存在糖尿病、空腹血糖异常或糖耐量异常。如有异常，建议进行预防或医疗干预。美国糖尿病协会和美国妇产科医师协会建议产后筛查正常的GDM孕妇每1~3年复查1次。

病例点评

此例患者GDM诊断明确，下面着重谈谈GDM的治疗。

（1）饮食指导：GDM患者应给予个体化营养指导。①产能营养素的比例：糖类、蛋白质与脂肪的比例为（33%~40%）：20%：40%。②限制糖类摄入：优先选择复杂糖类，避免简单糖的摄入。③全天能量均匀分布。3次正餐和2次加餐可减少血糖波动。不建议超重和肥胖的GDM孕妇在整个妊娠期过度限制能量和减肥，但减少既往进食能量的30%，可在不引起酮症的前提下，利于体重管理和血糖控制。

（2）药物治疗：2017年美国妇产科医师协会建议，当GDM患者明确需要接受药物治疗时，胰岛素是推荐的一线治疗药物。当孕妇拒绝胰岛素治疗，或产科医生认为患者不能够安全使用胰岛素，那么二甲双胍是合理的，是可以选择的二线药物。格列本脲不推荐作为一线药物，因为大多数研究认为它不能产生和胰岛素同等的效果。医生在给GDM患者开口服药物处方时应告之安全剂量，但我国指南认为所有口服药物均缺乏长期安全性数据，尚不推荐。

（3）孕期糖尿病产后管理：我国指南建议产后6~12周

笔记

行 OGTT 评估糖代谢状态。长期随访，即 GDM 产后 1 年再行 OGTT 评价糖代谢状态。之后的随访间期，即无高危因素者 2～3 年行 OGTT 筛查 1 次。

参考文献

1. ACOG practice bulletin NO.190：gestational diabetes mellitus. Obstet& Gynecol，2018，131（2）：e49-e64.

2. 中华医学会糖尿病学分会 . 中国 2 型糖尿病防治指南（2017 年版）[J]. 中华糖尿病杂志，2018，10（1）：4-67.

（惠威　魏琳琳）

41

病例 8 肝病合并糖尿病降糖治疗的转机

病历摘要

【基本信息】

患者，男，57岁，主因乏力1周入院。3年前诊断为2型糖尿病，未给予规律治疗；1年前开始给予门冬胰岛素注射液（诺和锐）早餐前14 U、午餐前10 U、晚餐前12 U及地特胰岛素注射液（诺和平）15 U睡前皮下注射治疗，患者空腹血糖13 ~ 17 mmol/L，餐后2小时血糖21 ~ 29 mmol/L，近1年体重下降10 kg。1年前体检发现丙肝抗体阳性，诊断为丙型肝炎，给予干扰素 + 利巴韦林抗病毒治疗1年，治疗6个月时于当地医院化验HCV-RNA < 1000 copies/mL。患者于1周前无明显诱因出现乏力，无发热、恶心、呕吐等不适，为进一步诊治收入院。

既往史：高血压史10年，最高血压170/100 mmHg，规律服用硝苯地平缓释片，血压波动于120 ~ 130/70 ~ 80 mmHg。否认吸烟史及饮酒史。

【体格检查】

体温36.5℃，血压130/70 mmHg，心率70次/分，呼吸20次/分，身高175 cm，体重85 kg，BMI 27.8。面色晦暗，肝掌（+），蜘蛛痣（−），巩膜无黄染。心肺（−）。腹软，无腹壁静脉曲张，肝肋下未触及，脾肋下5 cm，双下肢不肿，双足背动脉搏动正常。

【辅助检查】

实验室检查：HbA1c 9.4%。肝功能：ALT 109 U/L，AST 71 U/L，TBIL 14.6 μmol/L，ALB 44.7 g/L，CHE 4804 U/L。血脂：CHO 2.45 mmol/L，TG 1.34 mmol/L，HDL-C 0.65 mmol/L，LDL-C 1.44 mmol/L。肾功能：BUN 4.14 mmol/L，CREA 46.6 μmol/L。血常规：WBC 2.87×10^9/L，HGB 117 g/L，PLT 100×10^9/L。尿微量白蛋白 < 11 mg/L。HCV-RNA 1.18×10^5 IU/mL。患者入院后血糖及胰岛素使用情况见表 8-1，OGTT 试验结果见表 8-2，OGTT 及 C 肽、胰岛素释放曲线见图 8-1。

表 8-1　患者入院后血糖及胰岛素使用情况

治疗方案	监测时间	血糖情况
诺和锐 14 U	空腹血糖	13.9 mmol/L
	早餐后血糖	21.8 mmol/L
诺和锐 10 U	午餐前血糖	16.3 mmol/L
	午餐后血糖	24.8 mmol/L
诺和锐 12 U	晚餐前血糖	19.4 mmol/L
	晚餐后血糖	23.5 mmol/L
诺和平 15 U	睡前血糖	17.6 mmol/L

表 8-2　OGTT 试验结果

	0 分钟	30 分钟	60 分钟	120 分钟	180 分钟
血糖 (mmol/L)	7	9.88	13.36	14.56	10.92
C 肽 (ng/mL)	3.65	4.66	4.94	8.34	8.06
胰岛素 (mIU/L)	23.67	38.08	49.41	71.89	70.33

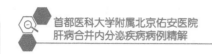
腹部彩超：弥漫性肝病表现、脾大、脾静脉增宽。超声心
动图：未见明显异常。血管超声：左颈动脉膨大处斑块形成，
双下肢动脉内、中膜稍欠光滑。眼底检查：双眼糖尿病视网膜
病变Ⅰ期。胃镜：门脉高压性胃病、胃静脉曲张。

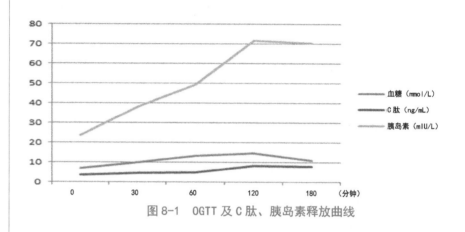

图 8-1　OGTT 及 C 肽、胰岛素释放曲线

【诊断】

丙型肝炎肝硬化代偿期（Child-Pugh A），脾功能亢进，胃
静脉曲张，门脉高压性胃病，2 型糖尿病，左颈动脉斑块，糖
尿病视网膜病变Ⅰ期，原发性高血压 3 级，高危。

【治疗】

入院初始给予患者胰岛素强化治疗，调整胰岛素的使用剂
量，见表 8-3。

表 8-3　患者入院后调整胰岛素治疗方案及血糖情况

治疗方案	监测时间	血糖情况
诺和锐 18U	空腹血糖	10.3 mmol/L
	早餐后血糖	18.8 mmol/L

续表

治疗方案	监测时间	血糖情况
诺和锐 14U	午餐前血糖	15.9 mmol/L
	午餐后血糖	21.1 mmol/L
诺和锐 16U	晚餐前血糖	14.5 mmol/L
	晚餐后血糖	17 mmol/L
诺和平 18U	睡前血糖	11.1 mmol/L

调整胰岛素后患者血糖情况改善不明显，故予以胰岛素基础上加用磷酸西格列汀片 100 mg（1 次 / 日）降糖治疗，患者 1 周后血糖情况及胰岛素使用情况见表 8-4。

表 8-4   加用磷酸西格列汀片 1 周后患者胰岛素治疗方案及血糖情况

治疗方案	监测时间	血糖情况
诺和锐 20 U	空腹血糖	9.5 mmol/L
	早餐后血糖	15.5 mmol/L
诺和锐 16 U	午餐前血糖	13.2 mmol/L
	午餐后血糖	17.3 mmol/L
诺和锐 18 U	晚餐前血糖	13.5 mmol/L
	晚餐后血糖	15.7 mmol/L
诺和平 20 U	睡前血糖	10.3 mmol/L

维持当前治疗方案，10 天后患者血糖情况见表 8-5。

表 8-5   加用磷酸西格列汀片 10 天后患者胰岛素治疗方案及血糖情况

治疗方案	监测时间	血糖情况
诺和锐 20 U	空腹血糖	7.9 mmol/L
	早餐后血糖	10.6 mmol/L

续表

治疗方案	监测时间	血糖情况
诺和锐 16 U	午餐前血糖	11.1 mmol/L
	午餐后血糖	13.7 mmol/L
诺和锐 18 U	晚餐前血糖	10.8 mmol/L
	晚餐后血糖	12.3 mmol/L
诺和平 20 U	睡前血糖	9.8 mmol/L

加用磷酸西格列汀片 2 周后患者血糖情况已基本接近目标，见表 8-6。

表 8-6 加用磷酸西格列汀片 2 周后患者胰岛素治疗方案及血糖情况

治疗方案	监测时间	血糖情况
诺和锐 20 U	空腹血糖	7.6 mmol/L
	早餐后血糖	6.7 mmol/L
诺和锐 16 U	午餐前血糖	5.7 mmol/L
	午餐后血糖	11 mmol/L
诺和锐 18 U	晚餐前血糖	8.3 mmol/L
	晚餐后血糖	9.7 mmol/L
诺和平 20 U	睡前血糖	8.3 mmol/L

患者继续当前的治疗方案，并告知患者按时随访，根据血糖情况及时调整胰岛素的用量。5 个月后对该患者进行了随访，患者的糖化血红蛋白已经降至 4.3%，近期血糖情况控制较为理想，并且已经减少了胰岛素的用量。患者用药 5 个月后胰岛素治疗方案及血糖情况见表 8-7。

表 8-7　加用磷酸西格列汀片 5 个月后患者胰岛素治疗方案及血糖情况

治疗方案	监测时间	血糖情况
诺和锐 16 U	空腹血糖	6.8 mmol/L
	早餐后血糖	8.8 mmol/L
诺和锐 12 U	午餐前血糖	7.8 mmol/L
	午餐后血糖	8.6 mmol/L
诺和锐 14 U	晚餐前血糖	7.6 mmol/L
	晚餐后血糖	8.0 mmol/L
诺和平 16 U	睡前血糖	7.3 mmol/L

【随访】

患者定期门诊复查肝功能、肾功能稳定，HCV-RNA 转阴，血糖水平稳定，空腹 6 ～ 7 mmol/L，餐后 8 ～ 9 mmol/L。

病例分析

1. 肝硬化合并糖尿病的血糖管理

该患者为中老年男性，超重体重，慢性病程，已确诊丙肝肝硬化（Child-Pugh 分级为 A 级）、2 型糖尿病。患者目前血糖较高，胰岛功能有所减退，且存在大血管、微血管并发症。有研究表明，丙肝合并糖尿病患者在血糖控制稳定的情况下，更容易获得持续的病毒学抑制，因此，患者血糖的控制尤为重要。糖尿病治疗最基本的就是饮食治疗，2 型糖尿病患者的饮食结构应以低脂肪、低蛋白、高纤维化膳食为主。另外，还建议患者适当规律地运动，每周至少 150 分钟中等强度的有氧运动。在规律饮食和运动的情况下，患者血糖仍不能得到良好控制再考虑药物治疗。在药物治疗方面，患者目前胰岛功能已有所减退，血糖居高不下，需要外源性补充胰岛素来帮助控制血糖，该患者使用基础胰岛素＋餐时胰岛素的治疗方案，在增加胰岛素剂量的情况下血糖仍控制不佳，于是给予患者口服二肽激肽酶4（DPP-4）抑制剂（磷酸西格列汀片）辅助降糖，患者血糖逐渐下降，2周后血糖基本达标，在治疗5个月后对患者进行随访，发现患者肝肾功能稳定，HCV-RNA已转阴，血糖控制已较平稳，胰岛素的剂量也有所减少，说明该治疗方案有效。

2.DPP-4 抑制剂作用机制

DPP-4 抑制剂是细胞表面的丝氨酸蛋白酶，主要集中在骨髓、肠道和肾脏，通过抑制 DPP-4 酶的作用，防止 GLP-1 和 GIP 的降解，从而增加其在循环血液中的活性水平，以葡萄糖依赖性的方式调节胰岛 α、β 细胞分泌的胰岛素和胰高血糖素的水平，同时抑制肝糖的产生，增加细胞对葡萄糖的摄取而降低血糖。临床研究表明，DPP-4 抑制剂无论作为单药治疗还是联合用药，均可降低糖化血红蛋白，且不增加低血糖风险。西格列汀是全球首个获批的 DPP-4 抑制剂。有研究表明，单纯慢性丙型肝炎病毒感染可直接上调 DPP-4 的活性，从而导致葡萄糖代谢障碍，这类患者使用 DPP-4 抑制剂更有助于血糖的控制。此外，肝功能受损的患者对 DPP-4 抑制剂具有良好的耐受性。肝功能受损基本不会对 DPP-4 抑制剂产生有临床意义的药代动力学影响，对于大部分 DPP-4 抑制剂，在轻到中度肝功能受损的患者中均无须调整剂量。

3.DPP-4 抑制剂在肝病合并糖尿病中的应用

DPP-4 抑制剂与胰岛素联合使用可以改善血糖控制，减少血糖波动而不增加低血糖的发生，并且可减少胰岛素的用量。在使用稳定剂量胰岛素治疗的患者中加用 DPP-4 抑制剂可进一步降低血糖，但不增加体重和低血糖发生风险，甚至可以降低低血糖的发生率和严重程度。西格列汀说明书中的适应证为单独使用配合饮食控制和运动，用于改善 2 型糖尿病患者的血糖控制；当单独使用盐酸二甲双胍血糖控制不佳时，其可与盐酸二甲双胍联合使用，在饮食和运动管理基础上改善 2 型糖尿病患者的血糖控制，可以发现说明书中并未提及西格列汀可与胰岛素合用。目前西格列汀在美国食品药品监督管理局和欧洲药品管理局均获批了与胰岛素联用适应证，国内外指南均推荐在口服药疗效不佳时可联合胰岛素使用。该例患者的血糖转归也很好地证明了西格列汀与胰岛素联用的疗效。

📋 病例点评

慢性丙型肝炎患者本身易出现胰岛素抵抗，从而导致血糖不易控制，而糖尿病又可能加速丙肝患者肝纤维化的进展，因此在抗病毒治疗的基础上控制血糖尤为重要。DPP-4 抑制剂可用于肝硬化合并糖尿病患者，以增强降糖效果，减少胰岛素用量，此类患者初始治疗时考虑加用 DPP-4 抑制剂。

参考文献

1. ADINOLFI L E，JACOBSON I，BONDIN M，et al. Expert opinion on managing chronic HCV infection in patients with type 2 diabetes mellitus[J]. Antiviral therapy，2018，23（Suppl 2）：11-21.

2. 中华医学会糖尿病学分会. 中国 2 型糖尿病防治指南（2017 年版）[J]. 中华糖尿病杂志，2018，10（1）：4-67.

3. 中国医师协会内分泌代谢科医师分会. DPP-4 抑制剂临床应用专家共识 [J]. 中华内分泌代谢杂志，2018，34（11）：899-903.

4. 广东省药学会 . DPP-4 抑制剂超药物说明书用法专家共识 [J]. 药品评价，2014，（13）：10-13，17.

5. QASEEM A，BARRY M J，HUMPHREY L L，et al. Clinical guidelines committee of the American College of Physicians. Oral pharmacologic treatment of type 2 diabetes mellitus：a clinical practice guideline update from the American College of Physicians[J]. Ann Intern Med，2017，166（4）：279-290.

（谢婧）

病例 9　肝移植术后糖尿病

病历摘要

【基本信息】

患者，男，64 岁，主诉：发现血糖升高 2 年。2 年前体检时发现空腹血糖升高至 6 ～ 7 mmol/L，餐后血糖未测。无多饮、多尿、多食、视物模糊、体重减轻等症状。未治疗，未控制。3 个月前体检发现空腹血糖升高至 9.29 mmol/L，自行饮食控制及加强活动，效果不佳，遂来我院就诊。既往慢性乙型肝炎病史 18 年，规律服用拉米夫定＋阿德福韦酯片，15 年前因肝衰竭行肝移植术，目前表面抗原已转阴，术后规律服用糖皮质激素及他克莫司，半年后停用糖皮质激素，根据药物浓度调整他克莫司剂量，目前为他克莫司口服 1.5 mg，2 次 / 日。高血压史 14 年，最高血压 170/90 mmHg，规律服用利血平氨苯蝶啶片，血压控制可。

【体格检查】

体温 36.5℃，血压 120/70 mmHg，心率 80 次 / 分，呼吸 20 次 / 分，神志清，精神可，肝掌（－），蜘蛛痣（－），全身浅表淋巴结未触及肿大，皮肤、巩膜无黄染。双肺呼吸音清，未触及干、湿性啰音，心律齐，未触及杂音。腹软，腹部可见陈旧手术瘢痕，无压痛及反跳痛，肝脾肋下未触及，移动性浊音阴性，双下肢无水肿。

51

【辅助检查】

血常规：WBC 4.61×10⁹/L，HGB 144 g/L，PLT 148×10⁹/L。
肝功能＋血生化：ALT 24.8 U/L，AST 18 U/L，TBIL 17.5 μmol/L，
DBIL 5.6 μmol/L，白蛋白 40.8 g/L，HbA1c 7.4%。乙肝五项：
HBsAg（＋），HBsAb（＋），HBeAg（－），HBeAb（＋），HBcAb（＋）。
（国产）乙型肝炎病毒核糖核酸定量＜100 IU/mL。OGTT 试验：
葡萄糖（空腹）7.9 mmol/L，餐后 1 小时血糖 12.97 mmol/L，
餐后 2 小时血糖 14.82 mmol/L。（空腹）胰岛素 6.32 μIU/mL，
C 肽 2.13 ng/mL。（餐后 1 小时）胰岛素 20.16 μIU/mL，
C 肽 4.53 ng/mL。（餐后 2 小时）胰岛素 35.40 μIU/mL，C 肽
8.45 ng/mL。24 小时尿蛋白定量 0.209 g/d。他克莫司（FK506）
2.4 ng/mL。腹部 B 超：肝移植术后，脂肪肝，肝内多发强回
声－肝内胆管结石。颈动脉 B 超：双侧颈动脉硬化伴多发斑块
形成。双下肢动脉 B 超：双下肢动脉硬化伴多发斑块形成。心
脏 B 超：左心室肥厚，主动脉、升主动脉及肺动脉增宽，主动
脉瓣退行性变，二尖瓣反流少量，肺动脉瓣反流少量，主动脉
瓣反流少量。

【诊断及诊断依据】

诊断：2 型糖尿病，肝移植术后，高血压 2 级（极高危）。

诊断依据：①患者为老年男性，既往 HBsAg 阳性，因肝
衰竭行肝移植术，术后 HBsAg 转阴，规律服用糖皮质激素及
免疫抑制剂；②有高血压史，长期服用降压药物，血压控制
可；③此次发现血糖升高，多次查空腹血糖均大于 7 mmol/L。
肝移植术后糖尿病诊断明确。

【治疗】

入院后继续给予拉米夫定联合阿德福韦酯抗病毒，他克莫司抗排异反应，复方利血平氨苯蝶啶降压治疗。完善 OGTT 试验示空腹血糖大于 7 mmol/L，餐后 2 小时血糖大于 11.1 mmol/L，2 型糖尿病诊断明确，监测动态血糖示空腹 7 ～ 8 mmol/L，餐后 2 小时 9 ～ 10 mmol/L，给予二甲双胍联合阿卡波糖片降糖治疗。予糖尿病饮食，合理活动，患者血糖控制在空腹 6 ～ 7 mmol/L，餐后 2 小时 7 ～ 8 mmol/L 后出院。

病例分析

1. 肝移植术后糖尿病发生机制

肝脏对维持机体血糖的稳定具有重要的作用。肝移植目的是恢复肝脏功能，肝移植术后发生糖尿病的病因主要包括两方面：患者术前存在血糖增高的因素和术中及术后免疫抑制剂的使用。一方面患者术前存在血糖增高的因素，我国肝移植受者大多数为慢性肝病患者，部分患者术前已存在糖尿病或者葡萄糖耐量的变化。移植前其他导致血糖升高的因素还包括糖尿病家族史；三酰甘油升高、高血压、高尿酸血症；人种因素；丙肝感染；年龄。另一方面受免疫抑制剂的影响，74% 肝移植术后糖尿病与某些免疫抑制剂如糖皮质激素、环孢素 A（CsA）、他克莫司（FK506）有关，免疫抑制剂可以在多个环节导致糖代谢异常：①多个研究均证实糖皮质激素是肝移植后发生糖尿病的高风险因素。糖皮质激素对胰岛素有拮抗作用，可减少其分泌，增加胰高血糖素释放，使周围组织对葡萄糖的利用减

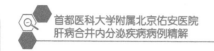

少，糖异生增强，导致血糖升高，糖耐量降低。②钙离子拮抗剂环孢素 A（CsA）和他克莫司（FK506）也与糖尿病发病率增加有关。除了增强胰岛素抵抗外，胰岛 β 细胞中毒是其重要原因。肝移植术后糖尿病与 2 型糖尿病的发病机制有相似性，即同时出现外周胰岛素抵抗增加或胰岛素敏感性下降及胰岛 β 细胞分泌功能减弱，从而导致糖耐量减低。

2. 肝移植术后糖尿病的诊断与防治

肝移植术后糖尿病指肝移植前无糖尿病，术后出现糖代谢紊乱、空腹血糖受损、糖耐量降低，甚至发生糖尿病，这些是肝移植后常见的并发症。其诊断标准为：至少 1 次空腹血糖 ≥ 7 mmol/L，随机血糖 ≥ 11.1 mmol/L 且有症状，或口服葡萄糖耐量试验（OGTT）中 2 小时血糖 ≥ 11.1 mmol/L。诊断肝移植术后糖尿病首选 OGTT，OGTT 是诊断的金标准。HbA1c 是普通人群的糖尿病诊断标准，但对移植受者而言，移植后早期骨髓抑制、肾功能不稳定、促红素和输血等因素均会干扰 HbA1c 的诊断效能。因此，HbA1c 是适用于移植 2 ～ 3 个月后病情稳定者的良好筛查工具，但不能用于确诊肝移植术后糖尿病。HbA1c 联合 OGTT 确诊方式是兼具检查效率和诊断效能的理想方法。

肝移植术后糖尿病的治疗策略应以改变饮食习惯和生活方式为基础，重视免疫抑制剂的不良影响，将相关免疫抑制剂应用最小化。在密切监测的基础上，使用胰岛素泵给药，给予中长效基础胰岛素＋短效胰岛素应对术后早期高血糖，稳定后逐步转变成胰岛素、口服降糖药、生活方式改变的综合性治疗策略。保护胰岛素分泌功能是实施这一策略的关键要素。另外，血脂异常和高血压是肝移植术后糖尿病的主要并发症，其与心血管疾病风险导致的病死率和并发症密切相关。临床上应根据受者的病情，制定个体化的调脂、降压目标。

病例点评

血糖水平是肝移植术后早期和远期管理的重要内容。肝移植术后糖尿病是肝移植后的重要并发症，目前对于肝移植术后糖尿病的发病机制、危险因素、预防、口服降糖药物应用的临床数据及长期高血糖的不良结果等很多方面的认识尚不足。早期保护胰腺分泌功能是重要的防治理念，未来有赖于更多的基础和临床研究提供证据，以提高肝移植术后糖尿病的预防和治疗质量，改善肝移植患者的预后。

参考文献

1. 周兴虎，郭文哈 . 肝移植术后新发糖尿病的研究进展 [J]. 中国实用医刊，2018，45（5）：124-127.

2. 石炳毅，贾晓伟，李宁 . 中国移植后糖尿病诊疗技术规范（2019 版）[J]. 器官移植，2019，10（1）：6-14.

3. 徐莎莎，殷蓉，张峰，等 . 肝移植术后糖尿病的研究进展及影响因素 [J]. 器官移植，2016，7（1）：72-77.

（杨雪）

病例 10　酒精性肝病伴血糖升高

病历摘要

【基本信息】

患者，男，65 岁，主诉：发现肝功能异常 1 年余。患者于 1 年前体检时发现胆红素升高，具体情况不详，于当地医院给予保肝对症治疗。2018 年 11 月无明显诱因出现双下肢水肿，于当地医院查腹部超声示肝硬化、腹腔积液、脾大。肝功能：ALT 23 U/L，AST 50 U/L，TBIL 37.39 μmol/L，ALB 33.2 g/L。血常规：WBC 3.0×10^9/L，HGB 116 g/L，PLT 78×10^9/L。为求进一步诊治收入我科。

既往史：高血压史 10 年余，血压最高 180/90 mmHg，目前口服苯磺酸氨氯地平降压治疗，血压波动在 120 ～ 140/80 ～ 90 mmHg；糖尿病病史 4 年余，空腹血糖最高 16 mmol/L，目前口服阿卡波糖降糖治疗，平素空腹血糖波动在 6 ～ 7 mmol/L；长期饮酒史 40 年，主要饮白酒（≥ 42 度），平均 250 克 / 次，1 ～ 3 次 / 日。

【体格检查】

体温 36.5 ℃，血压 131/63 mmHg，脉搏 88 次 / 分，呼吸 20 次 / 分，神志清，营养良好，发育正常，表情自如，慢性病容，皮肤色泽正常，巩膜轻度黄染，肝掌阴性，毛细血管扩张征阴性，蜘蛛痣无。心肺查体未见异常。腹部平坦，无腹壁静脉曲张，腹壁柔软，全腹无压痛、反跳痛、肌紧张，肝脏未触及，脾脏未触及，肝上界位于右锁骨中线第 5 肋间，肝区叩痛无，Murphy 征阴性，移动性浊音阴性，肠鸣音 3 次 / 分，扑翼样震颤阴性，双下肢无水肿。

【辅助检查】

血常规：WBC 2.38×10^9/L，N 1.37×10^9/L，N% 57.7%，HGB 118 g/L，PLT 76×10^9/L。肝功能：ALT 22.7 U/L，AST 45.2 U/L，TBIL 66.2 μmol/L，DBIL 28.3 μmol/L，白蛋白 37.3 g/L。生化：BUR 4.01 mmol/L，Cr 42.9 mmol/L，GFR 115.13 mL/（min·1.73 m²）。凝血：凝血酶原时间 15.4 s，凝血酶原活动度 61%，凝血酶原国际标准化比率 1.36，活化的部分凝血活酶时间 36 s，纤维蛋白原 2.02 g/L，D- 二聚体 145 μg/L。HbA1c 5.2%。OGTT 试验示空腹血糖 5.87 mmol/L，餐后半小时血糖 8.46 mmol/L，餐后 1 小时血糖 10.46 mmol/L，餐后 2 小时血糖 13.24 mmol/L，餐后 3 小时血糖 8.46 mmol/L；空腹胰岛素 7.26 μIU/mL，餐后半小时胰岛素 54.88 μIU/mL，餐后 1 小时胰岛素 42.48 μIU/mL，餐后 2 小时胰岛素 69.83 μIU/mL，餐后 3 小时胰岛素 50.86 μIU/mL；空腹 C 肽 2.46 ng/mL，餐后半小时 C 肽 7.04 ng/mL，餐后 1 小时 C 肽 6.95 ng/mL，餐后 2 小时 C 肽 12.5 ng/mL，餐后 3 小时 C 肽 12.3 ng/mL。24 小时尿蛋白定量 0.175 g。

腹部增强 CT：肝硬化，脾大，侧支循环形成，少量腹腔积液，肝内局灶灌注异常，动脉—门静脉分流可能。腹部超声：符合酒精性肝硬化表现，脾大，门静脉、脾静脉增宽，胆囊壁毛糙，腹腔积液微量。颈部血管超声：双侧颈动脉硬化伴多发斑块。下肢血管超声：双下肢动脉硬化，双下肢深静脉未见明显血栓。胃镜：食管静脉曲张中度（红色征阳性），门脉高压性胃病。

【诊断及诊断依据】

诊断：酒精性肝硬化失代偿期，腹腔积液，脾功能亢进，食管静脉曲张，门脉高压性胃病，2 型糖尿病。

诊断依据：患者为老年男性，既往长期饮酒史、糖尿病病史，腹部超声示肝硬化、腹腔积液、脾大，血常规示三系减少，胃镜示食管静脉曲张、门脉高压性胃病，故结合患者病史及辅助检查，上述诊断明确。

【治疗】

完善嗜肝病毒及自身抗体系列等相关检查，结合患者长期饮酒史，诊断为酒精性肝硬化失代偿期，腹腔积液，脾功能亢进，给予保肝、退黄、利尿等治疗后下肢水肿好转。完善胃镜检查示中度食管静脉曲张伴红色征阳性，请消化科会诊可行内镜下曲张静脉预防出血治疗，遂于 2019 年 2 月 12 日、2019 年 3 月 8 日行食管静脉曲张套扎治疗。4 月 17 日复查胃镜示食管静脉曲张轻度，红色征阴性。临床给予口服普萘洛尔降低门脉压力治疗。患者病情好转出院。

📋 病例分析

该患者长期大量饮酒史近 40 年，每日饮高度白酒 500 克，酒精性肝病诊断明确，因既往未定期体检或检查，发现病情时已至肝硬化失代偿期。发现糖尿病是在 4 年前，当时饮酒史已

36 年，也已达酒精性肝病诊断标准。糖尿病的发生，主要与遗传因素及环境因素相关，当一名患者出现血糖升高，需考虑是否有肝脏疾病、慢性肾功能不全、应激状态及多种内分泌疾病，如肢端肥大症、库欣综合征、甲状腺功能亢进症、嗜铬细胞瘤等。对于该患者则需考虑与其肝病相关，结合患者辅助检查，提示患者肝硬化失代偿期，食管静脉曲张中度伴红色征阳性，既往无消化道出血史，但消化道出血风险较高，根据指南推荐，可行内镜下治疗以预防出血，此外患者门静脉高压，亦可给予口服普萘洛尔降低门脉压力治疗。

🗒 病例点评

　　酒精性肝病是由于长期大量饮酒所致的肝脏中毒性损伤，包括酒精性脂肪肝、酒精性肝炎、酒精性肝纤维化和酒精性肝硬化。酒精中的乙醇进入肝细胞内后，主要经过肝乙醇脱氢酶代谢为乙醛，再通过乙醛脱氢酶代谢为醋酸，进入三羧酸循环；也可通过肝微粒体乙醇氧化酶、过氧化氢酶降解。在乙醇代谢过程中，肝内氧化还原状态异常，抑制三羧酸循环，使脂质代谢紊乱，导致脂质沉积，且乙醇代谢为乙醛后可促进肝星状细胞活化，胶原合成增加，促进肝纤维化。乙醇代谢物与肝细胞蛋白或小分子基团结合成抗原，触发自身免疫反应，促进大量炎症和纤维化细胞因子释放，共同促进肝纤维化的形成，进而导致了酒精性肝病。酒精性肝病临床诊断标准：①有长期饮酒史，一般超过 5 年，折合乙醇量为男性 ≥ 40 g/d，女性 ≥ 20 g/d，或 2 周内有大量饮酒史，折合乙醇量 > 80 g/d。

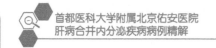

②临床症状为非特异性，可无症状，或有右上腹胀痛、食欲缺乏、乏力、体重减轻、黄疸等；随着病情加重，可有神经精神症状、蜘蛛痣、肝掌等表现。③血清天冬氨酸氨基转移酶、丙氨酸氨基转移酶、γ-谷氨酰转肽酶、总胆红素、凝血酶原时间、缺糖转铁蛋白和平均红细胞容积等指标升高，禁酒后这些指标可明显下降，通常 4 周内基本恢复正常，AST/ALT 比值＞2，有助于诊断。④肝脏 B 超或 CT 检查有典型表现，根据肝脏脂肪浸润的分布类型，粗略判断弥漫性脂肪肝的程度，提示是否存在肝硬化。⑤排除嗜肝病毒现症感染及药物、中毒性肝损伤和自身免疫性肝病等。酒精性肝病引起的糖尿病，是 HD 的一种，肝硬化患者并发糖尿病可加重肝功能损伤。既往研究发现，60%～80% 肝硬化患者伴有糖耐量减低现象，其中 10%～30% 最终发展成症状明显的糖尿病。Hickman 等认为，肝硬化导致葡萄糖代谢异常是 HD 的根本原因。肝功能出现异常时，会导致肝脏灭活功能减退，胰高血糖素和生长激素等胰岛素拮抗物质水平升高，肝脏功能降低，升高血糖的因子过多，出现糖耐量减低，因此会发展成糖尿病。对于酒精性肝病合并糖尿病的患者，需要尽早戒酒，调整饮食结构，应用降糖药物控制血糖，并针对肝病及其并发症进行对症治疗，如食管静脉曲张伴红色征阳性，为预防消化道出血，可行内镜下曲张静脉套扎治疗及口服普萘洛尔降低门脉压力等。

参考文献

1. 王洪岩，李鑫，徐有青 . 酒精性肝病发病机制研究进展 [J]. 实用肝脏病杂志，2014，17（1）：5-8.

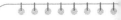

2. 中国医学会糖尿病学分会 . 中国 2 型糖尿病防治指南（2013 年版）[J]. 中国医学前沿杂志（电子版），2015，7（3）：26-89.

3. 梁峰，胡大一，沈珠军 . 2014 美国糖尿病指南：糖尿病诊疗标准 [J]. 中华临床医师杂志（电子版），2014，8（6）：1182-1190.

4. 吴梦莎，张鑫，蒋忠新，等 . 肝源性糖尿病的发病机制及诊治进展 [J]. 药学服务与研究，2017，17（3）：161-166.

（房媛）

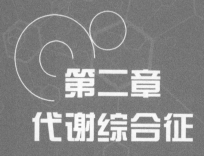

第二章
代谢综合征

病例 11　代谢综合征应用利拉鲁肽治疗

病历摘要

【基本信息】

患者，男，46岁，主因"间断血糖异常2年"于2018年4月来我科门诊就诊。2年前在体检时发现空腹血糖轻度升高（6.44 mmol/L），无多饮、多食、多尿、体重下降等症状，未予重视，期间间断检查空腹血糖 5.4～7.8 mmol/L，为进一步诊治来我科。

既往史：慢性乙型肝炎病史10年，应用恩替卡韦抗病毒，HBV-DNA 检测不到；间断肝功能异常，ALT 86 ～ 290 U/L，AST 45 ～ 115 U/L，检查其他嗜肝病毒指标阴性、自身抗体阴性，诊断为非酒精性脂肪性肝炎 10 年，否认长期大量饮酒史，否认药物或毒物接触史，否认肿瘤家族史，否认过敏史。

【体格检查】

身高 180 cm，体重 90 kg，腹围 104 cm，体温 36.5℃，血压 135/80 mmHg，心率 80 次 / 分，呼吸 20 次 / 分，神志清，精神可，肝掌（－），蜘蛛痣（－），全身浅表淋巴结未触及肿大，面色晦暗，皮肤、巩膜无黄染。双肺呼吸音清，未触及干、湿性啰音，心律齐，未触及杂音。腹软，无压痛及反跳痛，肝脾肋下未触及，无触痛，移动性浊音阴性，双下肢无水肿。

【辅助检查】

2018 年 3 月至 2018 年 4 月查肝功能、肾功能、生化：ALT 290 U/L，AST 11.5 U/L，TBIL 17.2 μmol/L，DBIL 6.0 μmol/L，ALB 46.1 g/L，GLB 25.7 g/L，BUR 4.4 mmol/L，Cr 55.2 μmol/L，血糖 10.75 mmol/L，HbA1c 7.2%，LA 1.35 mmol/L。血脂：三酰甘油 2.0 mmol/L，胆固醇 4.72 mmol/L，高密度脂蛋白 0.79 mmol/L，低密度脂蛋白 3.51 mmol/L。凝血功能：凝血酶原时间 11.5 s，凝血酶原活动度 96%。血常规：WBC 6.54×10^9/L，PLT 207×10^9/L，HGB 168 g/L，N% 74.5 %。甲胎蛋白 6.83 ng/mL。自身抗体及免疫球蛋白正常，甲状腺功能正常，HBsAg（＋），HBsAb（－），HBeAg（＋），HBeAb（－），HBcAb（＋），（国产）乙型肝炎病毒 HBV-DNA 测定 ＜ 100 U/mL，丙型肝炎抗体（－）；尿微量白蛋白正常。血管超声：双侧颈动脉未触及明显异常。腹部超

声：脂肪肝、弥漫性肝病表现、脾大，超声扫描受限仅供参考。肝弹性超声：CAP 335 db/m，E 6.1 kPa。OGTT 试验结果见表 11-1。胰岛素抵抗指数见图 11-1。

表 11-1　入院时 OGTT 试验结果

OGTT	0 小时	0.5 小时	1 小时	2 小时	3 小时
血糖（mmol/L）	7.1	8.35	11.1	11.7	4.07
胰岛素（pmol/L）	8.04	97.53	157.92	10.92	0.4

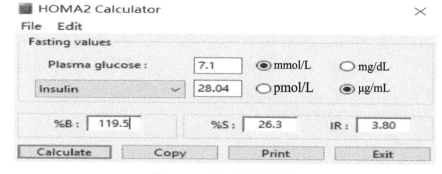

图 11-1　入院时胰岛素抵抗指数

【诊断及诊断依据】

诊断：代谢综合征。

诊断依据：BMI 27.8，空腹血糖 10.75 mmol/L，OGTT 2 小时血糖 11.7 mmol/L，空腹三酰甘油 2.0 mmol/L，高密度脂蛋白 0.79 mmol/L，已达到代谢综合征诊断标准。

【治疗】

给予患者控制血糖治疗：利拉鲁肽起始 0.6 mg 皮下注射，每日 1 次，1 周后调整至 1.2 mg 皮下注射，每日 1 次；配合二甲双胍 0.5 g 餐前口服，每日 3 次。控制血脂：瑞舒伐他汀 10 mg 口服，每日 1 次。抗乙型肝炎病毒：恩替卡韦 0.5 mg 睡前口服，每日1次。保肝降酶：双环醇50 mg口服，每日3次。

【随访】

2018年8月复查：身高180 cm，体重84 kg，腹围100 cm，血压130/80 mmHg。肝弹性超声：CAP 271 dB/m，E 4.6 kPa。肝功能、肾功能、生化检查：ALT 46.5 U/L，AST 26 U/L，TBIL 17.2 μmol/L，DBIL 6.8 μmol/L，ALB 47.5 g/L，GLB 27.3 g/L，BUR 3.54 mmol/L，Cr 57.2 μmol/L，血糖4.95 mmol/L；HbA1c 5.0%。血脂：三酰甘油1.68 mmol/L，胆固醇3.45 mmol/L，高密度脂蛋白0.62 mmol/L，低密度脂蛋白2.36 mmol/L。

2019年3月复查OGTT试验结果见表11-2，2019年3月复查时胰岛素抵抗指数见图11-2。

表11-2 2019年3月复查时OGTT试验结果

OGTT	0小时	1小时	2小时	3小时
血糖（mmol/L）	6.23	12.7	5.14	4.83
胰岛素（pmol/L）	89.03	1187.51	271.10	73.66
C肽（mmol/L）	0.69	3.74	1.97	0.82

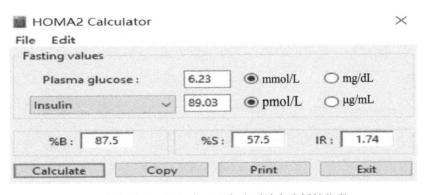

图11-2 2019年3月复查时胰岛素抵抗指数

病例分析

代谢综合征（metabolic syndrome，MS）是一组在代谢上相互关联的危险因素的组合，促进了动脉粥样硬化性心血管疾病的发生，也增加了发生 2 型糖尿病的风险。其危险因素包括高血压或血压偏高但未达高血压诊断标准、血脂异常（包含血中三酰甘油偏高、高密度脂蛋白胆固醇偏低等脂质代谢异常）、糖尿病或空腹血糖偏高 / 葡萄糖耐受不良、肥胖（特别指中心肥胖或称腹部肥胖）等。

中华医学会糖尿病学分会建议 MS 诊断标准具备以下 4 项中的 3 项及以上者可考虑 MS 诊断：①超重和（或）肥胖 BMI ≥ 25.0；②高血糖 FPG ≥ 6.1 mmol/L 和（或）2h PG ≥ 7.8 mmol/L 和（或）已确诊为糖尿病；③高血压 SBP/DBP ≥ 140/90 mmHg 和（或）已确认为高血压者；④血脂紊乱，空腹血 TG ≥ 1.7 mmol/L 和（或）空腹血 HDL-C ＜ 0.9 mmol/L（男）或 ＜ 1.0 mmol/L（女）。

代谢综合征需要综合治疗，包括控制体质量，控制血脂、血压、血糖，以及抗血栓和抗感染治疗等。具体的方法有：①限制热量摄入，增加活动中的热量消耗，从而有效地控制体质量，肥胖患者合理的首要目标是减轻体质量约 10%；②载脂蛋白 B 为血脂代谢异常治疗的主要目标，代谢综合征人群有高动脉硬化性心血管疾病（arteriosclerotic cardiovascular disease，ASCVD）的风险，故应用中高强度他汀类药物进行二级预防；③若代谢综合征患者合并高血压，目前治疗还存在争议，单药治疗建议普遍首选血管紧张素转化酶抑制剂类药物；④存在血糖异常者，二甲双胍即可减缓糖尿病前期向糖尿病转换，对已达到 2 型糖尿病诊断的患者，也可减轻胰岛素抵抗；⑤目前仍推荐阿司匹林用于代谢综合征合并 ASCVD 患者以预防血栓形成。

病例点评

本例患者存在代谢综合征（如 2 型糖尿病、血脂代谢异常、非酒精性脂肪肝、肥胖），同时存在慢性乙型肝炎，在应用他汀类降脂药物的同时，应密切注意检测肝功能，因为临床上他汀类降脂药物引起肝功能异常的情况并不少见，且常出现在开始服药的前 3 个月内，如果一味顾忌药物性肝损伤的可能性而不进行 ASCVD 的二级预防，心血管事件可能对患者带来更加不良的结局。此外，近年来应用利拉鲁肽治疗糖尿病及代谢综合征的经验越来越多，有报道指出利拉鲁肽可改善新诊断 2 型糖尿病伴代谢综合征患者的血糖及心脏代谢危险指标水平。本患者应用利拉鲁肽后 BMI 下降、腹型肥胖改善、胰岛素抵抗减轻、脂肪肝程度改善，同时监测肝功能趋于稳定，因此并非单纯如说明书中所说的"因在肝功能损伤患者中的治疗经验有限，因此不推荐利拉鲁肽用于轻、中、重度肝功能损伤患者。"我们应该分析患者的个体化情况，如果是以代谢综合征和胰岛素抵抗为主，且肝功能损伤程度不严重，在有效的保肝和控制其他肝脏损伤原因（如乙型肝炎的抗病毒治疗）的前提下，可从小剂量试用利拉鲁肽，同时密切监测肝功能变化。

参考文献

1. 袁明霞 . 代谢综合征研究进展 [J]. 中华老年心脑血管病杂志，2013，15（1）：2-3.

2. GRUNDY S M. Metabolic syndrome update[J]. Trends Cardiovasc Med，2016，26（4）：364-373.

3. 张琼阁，王超群，陈海燕，等 . 利拉鲁肽改善新诊断 2 型糖尿病伴代谢综合征患者的血糖及心脏代谢危险指标 [J]. 中国临床医学，2017，24（2）：229-232.

（窦爱华）

病例 12　脂肪肝

病历摘要

【基本信息】

患者，男，19 岁，主因"肝功能异常 1 年余"于 2019 年 1 月 21 日收入院。1 年前体检发现谷丙转氨酶 127.5 U/L，谷草转氨酶 26 U/L，尿酸 445.6 μmol/L，无乏力、食欲减退、腹胀等不适，口服甘草酸二铵肠溶胶囊、双环醇等保肝治疗，转氨酶略下降，近一年复查肝功能 ALT 97 ～ 240 U/L，尿酸 400 ～ 480 U/L，超声提示脂肪肝，为进一步诊治入我科。

既往史：平素体健，否认高血压、糖尿病、心脏病病史，否认肿瘤家族史，否认长期大量饮酒史，否认过敏史。

【体格检查】

身高 180 cm，体重 103 kg，腹围 102 cm，体温 36.5 ℃，血压 128/70 mmHg，心率 80 次 / 分，呼吸 20 次 / 分，神志清，精神可，肝掌（－），蜘蛛痣（－），全身浅表淋巴结未触及肿大，面色晦暗，皮肤、巩膜无黄染。双肺呼吸音清，未触及干、湿性啰音，心律齐，未触及杂音。腹软，无压痛及反跳痛，肝脾肋下未触及，无触痛，移动性浊音阴性，双下肢无水肿。

【辅助检查】

入院后化验提示血常规基本正常。肝肾功能：ALT 252.6 U/L，AST 99.9 U/L，TBIL 10.4 μmol/L，DBIL 3.4 μmol/L，ALB

47.8 g/L，GLB 58.6 g/L，BUR 4.33 mmol/L，Cr 63.1 μmol/L，血糖 5.52 mmol/L。血脂：三酰甘油 2.58 mmol/L，总胆固醇 5.74 mmol/L，高密度脂蛋白 0.92 mmol/L，低密度脂蛋白 4.28 mmol/L。凝血功能：凝血酶原时间 12.0 s，凝血酶原活动度 89%。甲胎蛋白 1.62 ng/mL，HbA1c 5.2%。嗜肝病毒均阴性，自身抗体均阴性，特种蛋白正常，甲状腺功能正常。动态血压监测：血压最高 156/99 mmHg。腹部超声：脂肪肝，脾大，未触及腹腔积液。肝弹性超声：CAP 305 db/m，E 12 kPa。肝穿刺病理提示：切片内见 8 个汇管区，间质少数单核细胞浸润，小叶结构保留，肝细胞大泡性脂变，范围 60%，集中于Ⅰ～Ⅱ带，偶波及Ⅲ带，其中多数细胞肿胀，少数呈气球样变，可见糖原核肝细胞，散在多数小灶坏死，伴轻度窦周纤维化。病理诊断：非酒精性脂肪性肝炎（NAS=2+3+1=6 分），纤维化 S1a。免疫组化：HBsAg（－），HBcAb（－），CK7（胆管＋），CK19（胆管＋），MUM-1（散在细胞＋）。

【诊断及诊断依据】

诊断：代谢综合征（metabolic syndrome，MS），非酒精性脂肪性肝纤维化，高脂血症，高血压不除外。

诊断依据：患者为青年男性，肥胖体型，BMI 31.8 k，血脂异常，三酰甘油 2.58 mmol/L，高密度脂蛋白 0.92 mmol/L，低密度脂蛋白 4.28 mmol/L，动态血压监测血压最高 156/99 mmHg，肝功能异常，否认饮酒及服药史，检查嗜肝病毒指标及自身抗体正常，腹部超声及肝弹性超声提示脂肪肝，肝穿刺病理提示非酒精性脂肪性肝炎纤维化 S1a。上述诊断明确。

【治疗】

患者入院后明确病因，与营养科会诊制定科学饮食食谱，给予合理活动健康指导，给予还原型谷胱甘肽、多烯磷脂酰胆碱、双环醇、水飞蓟等保肝抗炎，给予瑞舒伐他汀 10 mg，每日 1 次降脂治疗，考虑到高血压诊断及为了防止病情进展，患者表示出院于心血管科进一步治疗。

病例分析

中华医学会糖尿病学分会建议 MS 诊断标准具备以下 4 项中的 3 项及以上者可考虑 MS 诊断：①超重和（或）肥胖 BMI ≥ 25.0；②高血糖 FPG ≥ 6.1 mmol/L 和（或）2hPG ≥ 7.8 mmol/L 和（或）已确诊为糖尿病；③高血压 SBP/DBP ≥ 140/90 mmHg 和（或）已确认为高血压者；④血脂紊乱，空腹血 TG ≥ 1.7 mmol/L 和（或）空腹血 HDL-C ＜ 0.9 mmol/L（男）或 ＜ 1.0 mmol/L（女）。本例患者符合其中第①、②、③项。

本例患者的特点为青年发病，严重肥胖，存在血糖、血脂、血压异常的同时，已出现肝功能受损，甚至有轻度纤维化。非酒精性脂肪性肝病（non-alcoholic fatty liver disease，NAFLD）患者伴发 MS 的风险明显增加，MS 患者肝脏脂肪含量明显上升，提示 MS 是肝脏脂肪聚集的重要影响因素，这对 NASFLD 的防治有重要的指导作用。具体的治疗方法包括：①限制热量摄入，增加活动中的热量消耗，从而有效地控制体质量，肥胖患者合理的首要目标是减轻体质量约 10%；②若确诊高血压，可考虑血管紧张素转化酶抑制剂类药物；③监测血

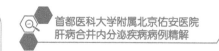
糖，如出现血糖异常，二甲双胍即可减缓糖尿病前期向糖尿病转换；④应用中、高强度他汀类药物进行动脉硬化性心血管疾病（arteriosclerotic cardiovascular disease，ASCVA）的二级预防。需要指出的是，患者存在非酒精性脂肪性引起的肝功能异常，甚至存在轻度的肝纤维化，应用他汀类降脂药物的同时，应密切注意检测肝功能，因为临床上他汀类降脂药物引起肝功能异常的情况并不少见，且常出现在开始服药的前 3 个月内，如果一味顾忌药物性肝损伤的可能性而不进行 ASCVD 的二级预防，心血管事件可能对患者带来更加不良的结局。

病例点评

经追问得知患者生活习惯极不健康，其母亲及姐姐过度宠爱，持续高脂饮食，基本没有日常活动，而且几乎终日以电子游戏为伴，年仅 19 岁便出现了严重的代谢紊乱，大大增加了发生心脑血管疾病的风险，故对此类患者需要进行综合治疗。从某种意义上说，对该患者的治疗甚至是对这例患者及其整个家庭的生活观念的改造，让患者及其周围的亲属理解疾病状态继续发展下去的严重危害，以及改变生活方式才是治疗显效的重中之重。

参考文献

侯海青，蔡美娟，王文，等.代谢综合征对非酒精性脂肪肝患者肝脏脂肪含量的影响及相关因素 [J].中国老年学杂志，2019，39（1）：81-84.

（窦爱华　魏琳琳）

病例 13 非酒精性肝炎合并肥胖症、糖尿病

病历摘要

【基本信息】

患者，男，29岁，主因"口干、多饮、多尿、体重减轻2周余"于2017年3月21日入院。2周前无明显诱因出现口干、多饮、多尿明显，尿中可见大量泡沫，并逐渐出现乏力，无恶心、呕吐、腹胀、腹痛等不适，2017年3月17日检查空腹血糖21.55 mmol/L，尿酮体（++++），尿葡萄糖（++++），尿蛋白（+），HbA1c 13.8%，未予特殊处理，今日检查空腹血糖仍高（未见报告单），为进一步诊治收入我科。近2周体重下降8 kg。

既往史：平素体健，否认高血压、糖尿病、心脏病病史，否认长期服用药物及保健品史，否认肿瘤家族史，否认长期大量饮酒史，否认过敏史。

【体格检查】

身高180 cm，体重130 kg，腹围112 cm，体温36.5℃，血压113/80 mmHg，心率80次/分，呼吸20次/分，神志清，精神可，肝掌（－），蜘蛛痣（－），全身浅表淋巴结未触及肿大，面色晦暗，皮肤、巩膜无黄染。双肺呼吸音清，未触及干、湿性啰音，心律齐，未触及杂音。腹软，无压痛及反跳痛，肝脾肋下未触及，无触痛，移动性浊音阴性，双下肢无水肿。

【辅助检查】

2017 年 3 月至 4 月入院后化验提示血常规基本正常，肝肾功能：ALT 45.7 U/L，AST 99.9 U/L，TBIL 10.6 μmol/L，DBIL 2.8 μmol/L，ALB 50.7 g/L，GLB 30.8 g/L，BUR 4.53 mmol/L，Cr 66.7 μmol/L，血糖 21.55 mmol/L，三酰甘油 5.74 mmol/L，总胆固醇 6.97 mmol/L，高密度脂蛋白 0.7 mmol/L，低密度脂蛋白 3.9 mmol/L。凝血功能：凝血酶原时间 9.5 s，凝血酶原活动度 130%，AFP 1.62 ng/mL，HbA1c 13.8%。嗜肝病毒均阴性、自身抗体均阴性、特种蛋白正常、动脉血气正常、甲状腺功能五项及甲状腺相关抗体正常、皮质醇昼夜节律水平及 ACTH 正常。血管超声：双侧颈动脉、椎动脉、双下肢动脉均未见斑块。

【诊断及诊断依据】

诊断：肥胖症，2 型糖尿病，糖尿病酮症，高脂血症，非酒精性脂肪性肝炎。

诊断依据：肥胖症的诊断包括肥胖程度、体脂总量和脂肪分布，诊断标准尚未统一。2003 年《中国成人超重和肥胖症预防控制指南（试用）》提出：BMI ≥ 24 为超重，≥ 28 为肥胖；男性腰围 ≥ 90 cm 和女性腰围 ≥ 80 cm 为腹型肥胖。本例患者 BMI 40，腹围 112 cm，属于严重的腹型肥胖。其空腹血糖 ＞ 7.0 mmol/L、OGTT 2 小时血糖 ＞ 11.1 mmol/L，2 型糖尿病明确诊断，且患者尿酮体（++++），血气正常，诊断为糖尿病酮症；患者三酰甘油 5.74 mmol/L，总胆固醇 6.97 mmol/L，高密度脂蛋白 0.7 mmol/L，低密度脂蛋白 3.9 mmol/L，诊断为高脂血症；综上所述，此患者已完全达到代谢综合征标准。此外，患者肝功能轻度异常，除外嗜肝病毒感染、药物、酒精、自身免疫等相关肝病，结合超声影像结果，考虑非酒精性脂肪性肝炎。

【治疗】

排除饥饿性酮症及感染等应激原因后，嘱患者多饮水并补充生理盐水以减轻酮症，应用地特胰岛素睡前皮下注射＋门冬胰岛素三餐前即刻皮下注射的强化胰岛素治疗以控制血糖，根据检测的七段血糖逐渐调整剂量。与营养科会诊根据患者身高、体重及活动量给予个体化科学饮食指导，酮体消失后指导患者进行循序渐进的有氧运动，并在运动时注意防范低血糖，同时给予双环醇、多烯磷脂酰胆碱保肝抗氧化等治疗；一周后患者血糖及肝功能趋于稳定，检测血乳酸正常，给予患者二甲双胍 0.5 g 餐前口服、每日 3 次以改善胰岛素抵抗，控制血糖，并应用瑞舒伐他汀 10 mg 口服、每日 1 次降脂治疗。

【随访】

肝功能于出院 1 个月后复查正常，停用保肝药物；经患者调整生活方式（科学饮食、日常生活运动及动感单车健身），血糖处于理想状态，逐渐减量胰岛素至停用。2017 年 10 月复查：身高 180 cm，体重 98 kg，BMI 30，患者空腹血糖 3.86 mmol/L，餐后 2 小时血糖 7.8 mmol/L，HbA1c 5.0%，肝功能正常。停用所有药物。

病例分析

肥胖症需与继发性肥胖疾病相鉴别，如皮质醇增多症、甲状腺功能减退症、下丘脑性肥胖等。此外，还应考虑某些药物（如抗精神病药、糖皮质激素等）引起的肥胖。此患者检查甲状腺功能、皮质醇昼夜节律及定量正常，否认长期服用药物或保健品史，故基本排除继发性肥胖疾病。患者为 29 岁男性，追问病史并非儿童期就开始肥胖，而是近 2 年无业在家，衣食无忧，昼夜颠倒作息完全紊乱，高脂高糖类饮食，除了生活必需的移动几乎没有日常活动（沉迷电脑），故考虑该患者的肥胖症就是慢性能量供消平衡严重失调的结果。

病例点评

全世界范围内肥胖症患者日益增多，据我国《2010 年国民体质监测公报》显示，我国成人超重率为 32.1%，肥胖率为 9.9%，且呈现年轻化趋势。肥胖症的病因包括遗传、精神神经、高胰岛素血脂、褐色脂肪组织异常等因素。其发病机制主要为能量平衡和体重调节失调，因代谢紊乱导致体内的某些内分泌激素、细胞及脏器发生变化而致病。治疗肥胖症的关键是减少热量摄入及增加热量消耗。2 型糖尿病及肥胖症的内科疗法包括科学合理饮食、加强运动、口服减轻胰岛素抵抗的药物等，必要时辅以代谢手术治疗。2014 年《中国肥胖和 2 型糖尿病外科治疗指南》规范了代谢手术围手术期的饮食管理、术后随访和监测。

参考文献

1. 张微. 肥胖症 [J]. 中国实用乡村医生杂志，2018，25（2）：7-9.

2. 刘金刚，郑成竹，王勇，等. 中国肥胖和 2 型糖尿病外科治疗指南（2014 版）[J]. 中国实用外科杂志，2014，34（11）：1005-1006.

（窦爱华）

病例 14　非酒精性脂肪性肝炎治疗（非肥胖型）

病历摘要

【基本信息】

患者，女，33 岁，蒙古族，已婚，教师，身高 1.68 m，体重 50 kg，主因肝功能异常 9 个月入院。9 个月前体检发现肝功能轻度异常，腹部 B 超提示重度脂肪肝。无发热，无皮肤、巩膜黄染，无恶心、呕吐、肝区不适，就诊于当地医院，查肝功能 ALT 70 ～ 80 U/L，给予保肝、降脂对症治疗后复查腹部 B 超仍提示脂肪肝重度，肝功能 ALT 仍为 80 U/L 左右，现为进一步治疗就诊于我院门诊，门诊以"肝功能异常"于 2019 年 2 月 22 日收入院。患者自发病以来精神可、食量无变化、睡眠无改变、小便正常、大便正常、体重无变化。

既往史：患者既往健康状况良好，否认传染病病史，否认高血压，否认糖尿病，否认心脏病，否认其他非传染疾病，否认外伤史，否认手术史，否认性病史，否认过敏史。

【体格检查】

神志清，慢性病容，皮肤、巩膜无黄染，肝掌阳性，无蜘蛛痣，呼吸音正常，心率 78 次 / 分，心律齐。腹部外形平坦，腹壁柔软，无肌紧张，无压痛，无反跳痛，Murphy 征阴性，肝、脾未触及，移动性浊音阴性，无肝区叩痛，肝上界位于右锁骨中线第 5 肋间，肠鸣音 5 次 / 分，无下肢水肿，踝痉挛阴性，扑翼样震颤阴性。

【辅助检查】

入院后化验肝功能：ALT 26.6 U/L，AST 34.5 U/L，DBIL 6.3 μmol/L，TBIL 2.3 μmol/L，白蛋白 39.7 g/L。血生化：BUN 5.27 mmol/L，Cr 61.7 μmol/L，GFR 113.96 mL/（min·1.73 m^2）。全血细胞分析 WBC 4.74×10^9/L，RBC 4.11×10^{12}/L，HGB 109 g/L，PLT 186×10^9/L。腹部 CT 三维成像：①重度脂肪肝；②肝左叶外侧段血管瘤可能性大。病理诊断结果（图 14-1）：（肝穿刺）非酒精性脂肪性肝炎，NAS 3+1+1 = 5 分，纤维化 S1b，免疫组化显示 HBsAg（－），HBcAb（－），CTK（胆管 +），CK19（胆管 +），MUM-1（少量浆细胞 +）。

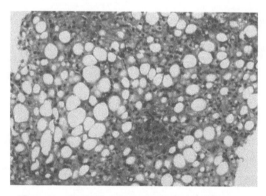

图 14-1　脂肪肝：肝细胞大泡性脂变（HE×200）

【诊断及诊断依据】

诊断：肝功能异常原因待查，非酒精性脂肪肝炎可能。

诊断依据：患者反复出现肝功能异常，B 超提示重度脂肪肝，化验转氨酶轻度升高，肝功能异常诊断明确，考虑上述诊断。

【鉴别诊断】

（1）病毒性肝炎：急性起病，消化道症状，伴或不伴皮肤、巩膜黄染，肝功能异常，嗜肝病毒抗原抗体阳性。

（2）药物性肝损伤：该病是药物或其代谢产物引起的肝脏损伤，多在用药后 1 ~ 4 周内出现肝损伤，可有发热、皮疹等过敏现象，嗜酸细胞＞ 6%，除外嗜肝病毒的感染、酒精性肝病、自身免疫性肝病、胆道梗阻等其他引起肝损伤的因素。

（3）自身免疫性肝炎：该病以女性多见，伴血清转氨酶和 γ 球蛋白升高，ANA 和（或）SMA 阳性，抗 LKM-1 阳性，肝组织检查可明确。

【治疗】

给予 Ⅱ 级护理、清淡饮食，给予复方甘草酸苷保护肝细胞、降脂及抗氧化等治疗。

病例分析

脂肪肝是指由于各种原因引起的肝细胞内脂肪堆积过多的病变，是一种常见的肝脏病理改变，而非一种独立的疾病。脂肪性肝病正严重威胁国人的健康，成为仅次于病毒性肝炎的第二大肝病，发病率不断升高，且发病年龄日趋年轻化。正常人肝组织中含有少量脂肪，如三酰甘油、磷脂、糖脂和胆固醇等，其重量为肝的 3% ~ 5%，如果肝内脂肪蓄积太多，超过肝重量的 5% 或在组织学上肝细胞 50% 以上有脂肪变性时，就可称为脂肪肝。其临床表现轻者无症状，重者病情凶猛。一般而言，脂肪肝属于可逆性疾病，早期诊断并及时治疗常可恢

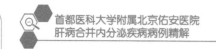
复正常。病因一般为肥胖、酒精、快速减肥、营养不良、糖尿病、药物、妊娠，结核，细菌性肺炎及败血症等感染时也可发生脂肪肝。病毒性肝炎患者若过分限制活动，加上摄入高糖、高热量饮食，肝细胞脂肪易堆积；接受皮质激素治疗后，脂肪肝更容易发生。还有所谓胃肠外高营养性脂肪肝、中毒性脂肪肝、遗传性疾病引起的脂肪肝等。30%以上患者存在肥胖，肝脏轻度肿大可有触痛，质地稍韧、边缘钝、表面光滑，少数患者可有脾大和肝掌。进展至肝硬化时，患者可出现黄疸、水肿、扑翼样震颤及门脉高压体征。该患者与一般存在高体重指数脂肪肝患者不同，属于脂肪肝中体重指数较低的患者。

病例点评

脂肪肝不是一种独立的疾病，是由于多种疾病和病因引起的肝脏脂肪变性，最常见病因有肥胖、酒精中毒，其次为营养失调、糖尿病、药物中毒、妊娠、遗传等。我国成人脂肪肝患病率为34%～41%，肝脏脂肪变性可影响肝功能，部分患者还可能进一步发展成为肝炎、肝纤维化和肝硬化。34%以上脂肪肝患者无自觉症状，其临床表现亦缺乏特异性，容易漏诊或误诊，故及时正确诊断和治疗非常必要。本例患者属于脂肪肝患者中非肥胖的类型，临床医生在日常诊疗工作中应给予这部分患者足够重视，不要漏诊。关于脂肪肝患者的指导：应给予患者合理膳食指导，每日三餐膳食要调配合理，做到粗细搭配、营养平衡，足量的蛋白质能清除肝内脂肪，禁酒戒烟，少吃过于油腻的食物，控制脂肪的摄入量，尤其要避免动物性脂肪的摄入；加以适当运动，每天坚持体育锻炼，可视自己体质选择适宜的运动项目，如慢跑、打乒乓球、羽毛球等运动，要从小运动量开始循序渐进逐步达到适当的运动量，以加强体内脂肪的消耗；并且应当慎用药物，任何药物进入体内都要经过肝脏解毒，因此在选用药物时更要慎重，谨防药物的毒不良反应，特别是对肝脏有损伤的药物绝对不能用，以避免进一步加重肝脏的损伤。脂肪肝患者应定期门诊复诊，复查肝功能、血脂，定期进行腹部彩超检查，必要时给予药物治疗。

参考文献

1. 刘敏，于洋，雷钧涛，等. 不同极性酸浆提取液对体外诱导的非酒精性脂肪肝细胞的影响 [J]. 现代食品科技，2017，33（6）：26-31，99.

2. 罗燕，和兴萍，李雪，等. 几种细胞脂肪变性模型的建立与比较分析 [J]. 中华中医药学刊，2017，35（8）：2074-2077.

3. 滕耀红，祝骥，庞珍珍，等. 姜黄素对非酒精性脂肪肝细胞胆固醇代谢的影响 [J]. 浙江中医药大学学报，2014，38（2）：115-120.

4. 王允亮，李健，刘丽娟，等. 游离脂肪酸诱导非酒精性脂肪性肝炎细胞模型的建立及动态监测 [J]. 中西医结合肝病杂志，2013，23（4）：225-227，260.

5. 王杰炜. 基于 CRISPR/Cas9 系统的非酒精性脂肪性肝病脂质贮积机制研究 [D]. 杭州：浙江大学，2015.

（杨凤翔 刘梅）

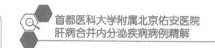

病例 15　代谢综合征降糖降脂药物治疗

病历摘要

【基本信息】

患者，男，42岁，主因"发现血糖升高2年余"收入我院。2年前无明显诱因出现体重下降（2个月内下降4 kg）、尿中泡沫增多、手脚轻度麻木，无口干、眼干，无多饮、多尿，检查发现空腹血糖升高，具体不详，未重视；随后体检空腹血糖14 mmol/L，外院诊断为2型糖尿病，自行饮食及运动控制，空腹血糖波动在6～9 mmol/L，餐后2小时血糖未测，未进行糖尿病相关并发症等检查及诊治，近1年自觉视力下降，为进一步诊治收入我科。患者自发病以来，精神、食欲、睡眠可，尿中泡沫较多，大便正常，体重2年来减轻5 kg。

既往史：HBsAg阳性病史20余年，肝功能轻度异常（具体不详），10余年前曾口服抗病毒药物（具体不详、应用前后肝功能无明显变化、HBV-DNA未查），7年前自行停药，监测肝功能变化不大。否认乙型肝炎家族史，否认糖尿病家族史，否认肿瘤家族史，否认长期大量饮酒史，否认过敏史。

【体格检查】

身高171 cm，体重74 kg，腹围90 cm，神志清，皮肤、巩膜无黄染，肝掌、蜘蛛痣阴性。心肺未见明显异常。腹软，无压痛及反跳痛，肝脾肋下未触及，移动性浊音阴性，肠鸣音正常，双下肢不肿，神经系统检查未见明显异常。

【辅助检查】

2018 年 12 月 24 日至 2019 年 1 月 4 日检查：血常规正常，ALT 139 U/L，AST 122.3 U/L，TBIL 7.5 μmol/L，ALB 44.9 g/L，γ-GT 150.5 U/L，ALP 55 U/L，CHE 10586 U/L，空腹血糖 7.29 mmol/L，OGTT 2 小时血糖 19.86 mmol/L，BUN 5.88 mmol/L，Cr 73.3 μmol/L，TG 1.34 mmol/L，CHOL 5.2 mmol/L，HDL-C 0.97 mmol/L，LDL-C 3.7 mmol/L，LA 1.22 mmol/L，HbA1c 8.8%，甲状腺功能正常，PTA 108%。乙型肝炎五项：HBsAg（＋）、HBeAb（＋）、HBcAb（＋），HBV-DNA 181 000 IU/mL，AFP 6.5 ng/mL，其他肿瘤标志物均正常，自身抗体系列均阴性，免疫球蛋白正常，24 小时尿蛋白定量 0.292 g。

腹部超声：脂肪肝，胆囊旁低回声区——低脂区可能，胆囊息肉样病变多发、胆囊壁毛糙，未触及腹腔积液。肝弹性超声：CAP 324 dB/m，E 7.1 kPa。血管超声：双侧腘动脉多发微小钙化、双侧颈动脉及椎动脉未触及异常。肝穿刺（2018 年 1 月 7 日）：非酒精性脂肪肝炎 NAS 5 分，纤维化 S1a。SAF 评分：S=2，A=3，F=1a；免疫组化：HBsAg（－），HBcAb（－），CK7（胆管＋），CK19（胆管＋），MUM-1（少量细胞＋）（图 15-1）。

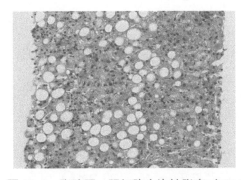

图 15-1　脂肪肝：肝细胞大泡性脂变（HE×100）

【诊断及诊断依据】

诊断：非酒精性脂肪性肝炎，2 型糖尿病，高脂血症，慢性乙型肝炎病毒携带者。

诊断依据：患者为中年男性，体型偏胖，BMI 25.3，2 年前出现体重减轻，尿中泡沫增多，外院发现血糖增高，我院完善空腹血糖：7.29 mmol/L，OGTT 2 小时血糖 19.86 mmol/L，HbA1c 8.8%，诊断为 2 型糖尿病明确。患者 CHOL 5.2 mmol/L，HDL-C 0.97 mmol/L，LDL-C 3.7 mmol/L，诊断为高脂血症。肝弹性超声：CAP 324 dB/m，结合腹部超声和肝穿刺病理诊断为非酒精性脂肪肝明确。患者乙型肝炎病史明确，虽应用抗病毒治疗，但肝功能损伤较轻，与病毒载量较高不平行，治疗前后肝功能无明显变化，结合肝穿刺病理考虑乙型肝炎处于静止状态，故诊断为慢性乙型肝炎病毒携带者。

【治疗】

肝病方面：暂不需抗病毒治疗，按指南 3～6 个月全面复查 1 次，不适随诊；脂肪肝饮食活动控制，给予保肝及降脂药物。营养科会诊，指导患者科学饮食、合理运动，向患者健康宣教、指导正规监测血糖及介绍糖尿病相关并发症。针对糖尿病给予二甲双胍 0.25 g 餐前口服（每日 3 次），控制血脂给予瑞舒伐他汀 5 mg 口服（每日 1 次），同时保肝抗感染治疗给予双环醇 50 mg 口服（每日 3 次）。监测血糖、血脂、乳酸、肝肾功能等。

【随访】

2019 年 3 月 4 日至 2019 年 4 月 9 日复查：ALT 21 U/L，AST 29.7 U/L，TBIL 7.9 μmol/L，ALB 45.1 g/L，γ-GT 68.4 U/L，

ALP 51 U/L，CHE 10194 U/L，BUN 4.67 mmol/L，Cr 68.1 μmol/L。TG 1.55 mmol/L，CHOL 5.07 mmol/L，HDL-C 1.25 mmol/L，LDL-C 3.67 mmol/L，LA 0.85 mmol/L；HbA1c 6.9%，HBV-DNA 1500 IU/mL。随访血脂较前下降，肝功能稳定。

病例分析

　　该病例乙型肝炎表面抗原阳性与肝功能异常的关系：患者乙型肝炎表面抗原阳性 20 余年，既往肝功能间断轻度异常，未行诊治，入院后检查 HBsAg、HBeAb 阳性，HBV-DNA 181 000 U/mL，如果是乙型肝炎病毒引起的病毒性肝炎，应有较明显的炎症表现及肝功能酶学异常，而本例患者既往无论是否进行抗病毒治疗，其肝功能均轻度异常变化不大，更加符合非酒精性脂肪肝（non-alcoholic fatty liver disease，NAFLD）的特点，且肝穿刺病理免疫组化染色 HBsAg（−）、HBcAg（−），病理描述也未显示病毒性肝炎的病理表现，故考虑肝功能异常为 NAFLD 引起，而非慢性乙型病毒性肝炎，诊断为乙型肝炎表面抗原携带者可能性大。此例患者乙型肝炎表面抗原阳性，并存在肝功能异常，临床上容易首先考虑为慢性乙型肝炎，应避免先入为主，造成漏诊、误诊。基于对既往病史的详细分析推敲及病理金标准的硬核证据，使临床医生对于病情做出精准判断，从而给予患者必要而不过度的治疗，盲目应用核苷类似物抗病毒，对于无更多危险因素的乙型肝炎病毒携带者而言，不仅可能达不到全面的病毒抑制，反而会带来私自停药的不良后果及长期用药可能出现的其他药物不良反应。NAFLD 的治

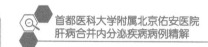

疗包括非药物治疗和药物治疗，前者指改变生活方式，这是治疗 NAFLD 的基础。治疗 NAFLD 的药物主要包括可以减轻胰岛素抵抗的药物、抗氧化剂、降脂药、保肝抗炎药物等。

病例点评

糖尿病、肥胖症及高脂血症等是造成非酒精性脂肪肝的主要原因，非酒精性脂肪肝临床症状轻微，与各种心血管疾病存在较为紧密的关系，本例患者以上特点均具备。非酒精性脂肪肝与患者机体的整体代谢调节存在一定的关系，实践证明，经降糖、降脂控制体质量等综合治疗后，患者肝功能改善、病毒载量也有下降，更验证了患者之前肝功能损伤与 HBV 的非相关性，这是代谢综合征的特征之一。

参考文献

1. 徐亮，宓余强 . 非酒精性脂肪肝的药物治疗进展 [J]. 中华临床医师杂志（电子版），2015，9（20）：3666-3670.
2. 李萍 . 探讨非酒精性脂肪肝临床诊治体会 [J]. 临床医药文献电子杂志，2015（19）：3916-3917.

（窦爱华　魏琳琳）

病例 16　他汀类药物引起横纹肌溶解症

病历摘要

【基本信息】

患者，男，55岁，主因"乏力、腹胀20天，加重伴尿黄6天"收入院。20天前无明显诱因出现乏力，中度腹胀，无发热、消瘦、恶心、呕吐、腹痛等症状，未诊治。6天前出现乏力加重，不能坚持日常活动，重度腹胀，深黄色尿，于当地医院住院治疗，检查结果：ALT 380 U/L，AST 427 U/L，TBIL 25.09 μmol/L，PTA 50%，腹部 CT 示肝脏不均匀强化，大量腹腔积液，甲、乙、丙型肝炎病毒标志物均阴性，腹腔积液化验李凡他试验阳性，未明确诊断，给予保肝利尿并引流腹腔积液 1000 mL，1天前复查 ALT 302 U/L，AST 288 U/L，TBIL 38.95 μmol/L，PTA 45%，为进一步治疗入我院。

既往史：平素健康状况一般，有高血压史20年，血压最高达 160/95 mmHg，规律口服缬沙坦降压。2年前患脑梗死，行椎基底动脉支架术，遗留左下肢肢体活动轻微受限。吸烟20年，日均吸烟20支，戒烟2年。否认肿瘤家族史，否认长期大量饮酒史，否认过敏史。已婚，育一子一女，体健。父母已故，死因不详。一弟一妹，体健。

【体格检查】

体温 36.4℃，血压 133/91 mmHg，脉搏 82次/分，呼吸

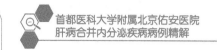

19 次 / 分，神志清，精神弱，皮肤、巩膜轻度黄染。双肺呼吸音清，未触及干、湿性啰音，心律齐，各瓣膜区未触及杂音。腹平软，下腹部轻压痛，反跳痛阳性，Murphy 征阴性，移动性浊音阳性，双下肢无水肿，病理征阴性。

【辅助检查】

血常规：WBC 11.2×10^9/L，RBC 5.45×10^{12}/L，HGB 162.0 g/L，PLT 80.0×10^9/L，N% 75.8%。CRP 25.0 mg/L。红细胞沉降率 1.0 mm/h。真菌（1-3）-β-D 葡聚糖 10.0 pg/mL。血生化 + 肝功能：ALT 293.1 U/L，AST 1221 U/L，TBIL 101.2 μmol/L，DBIL 67.6 μmol/L，ALB 35.1 g/L，GFR 95.63 mL/（min·1.73 m^2），γ-GT 98.0 U/L，ALP 151.2 U/L，胆碱酯酶 1040.0 U/L。凝血功能：凝血酶原时间 16.7 s，凝血酶原活动度 57.0%，凝血酶原国际标准化比率 1.49，活化的部分凝血活酶时间 40.1 s。心肌酶谱：乳酸脱氢酶 821.0 U/L，肌酸激酶 20 135.8 U/L。（曲霉）真菌 D- 葡聚糖检测：可溶性曲霉抗原阴性。血气分析加离子分析 + 血氧：酸碱度 7.458，PCO_2 26.8 mmHg，PO_2 114.7 mmHg，标准碳酸氢根 22.5 mmol/L。胸腔积液腹腔积液常规：外观血性，李凡他试验阳性，WBC 0.431×10^9/L，RBC（体液）0.028×10^9/L。胸腔积液、腹腔积液生化：白蛋白 16.2 g/L，球蛋白 9.3 g/L，白蛋白 / 球蛋白 1.74，三酰甘油 0.41 mmol/L，胆固醇 0.53 mmol/L，乳酸脱氢酶 361.0 U/L。心电图：窦性心律，肢导联 QRS 波群低电位，心脏顺钟向转位，长 QTc 间期。心脏超声：肺动脉瓣反流（少量）。胸片：未见异常。腹部 CT：肝淤血表现，肝小静脉阻塞闭合征可能，建议肝活检，腹腔积液。

【诊断及诊断依据】

诊断：药物性肝损伤；肝小静脉闭塞征；肝硬化失代偿期；腹腔积液，腹腔感染；横纹肌溶解症；高血压2级，极高危；陈旧性脑梗死；椎基底动脉支架术后。

诊断依据：患者为中老年男性，亚急性起病，主因"乏力、腹胀、尿黄"入院。查体：巩膜轻度黄染，腹腔积液征阳性，化验示肝功能异常，PTA 45%，嗜肝病毒及免疫指标阴性，发病前有明确使用土三七史，其有导致肝小静脉闭塞征的毒性作用，可导致肝损伤，故考虑药物性肝损伤，有亚急性肝衰竭倾向。既往有陈旧性脑梗死，长期口服阿托伐他汀钙及氯吡格雷行二级预防治疗，此次在肝小静脉闭塞征合并肝硬化基础上，出现肌无力、肌肉酸痛、eGFR一过性下降，化验示转氨酶、胆红素较前明显升高，以谷草转氨酶升高为主，并可见肌酸激酶、肌红蛋白、乳酸脱氢酶升高，故考虑阿托伐他汀引起的肝损伤及横纹肌溶解不良反应。

【治疗】

入院后完善相关检查明确诊断后停用阿托伐他汀，给予保肝、退黄、抗感染、补液、碱化尿液及改善肾脏微循环等治疗，2周后肌酶逐渐降至正常，eGFR逐步回升。

【随访】

定期门诊随诊，间断复查肝肾功能及肌酸激酶、肌红蛋白等正常。

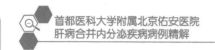

病例分析

1. 肌酸激酶升高原因鉴别诊断

（1）急性冠状动脉综合征：患者为中老年男性，有高血压、脑梗死病史，长期吸烟，肌酸激酶升高，但 TNI、CK-MB 未见相应升高，无胸闷、胸痛症状，心电图、心脏超声亦无相应变化，不支持此诊断。

（2）肌肉疾病，如进行性肌营养不良发作期、病毒性心肌炎、多发性肌炎、严重肌肉损伤（如挤压综合征）或手术后血清 CK 的水平增高：患者无相应疾病，可排除。

（3）脑血管疾病、急性脑外伤发作时血清肌酸激酶增高：患者为陈旧性脑梗死，无新发症状，头颅影像学亦除外。

2. 横纹肌溶解症

横纹肌溶解症是指由各种原因所致的横纹肌的破坏和崩解，使得肌酸激酶、肌红蛋白等细胞内成分进入血液循环，引起机体内环境紊乱，甚至急性肾衰竭的一组临床综合征。横纹肌溶解症发病因素多种多样，病理机制复杂，临床表现不典型，极易漏诊和误诊，能明确其病因且能在其未合并严重并发症之前进行基础治疗和血液净化治疗，是改善患者预后、降低死亡率的关键。单纯的横纹肌溶解症大多预后较好，但横纹肌溶解症合并急性肾衰竭等严重并发症时，死亡率会升高。

3. 促使横纹肌溶解症发生的因素

（1）药物代谢的相互影响：合并用药易产生药物间的相互作用，增加肌病、横纹肌溶解症的发生机会。

笔记

（2）药物协同作用：贝特类及他汀类药物均具有一定的肌肉毒性作用。

（3）肝肾功能不全：大部分药物是经过肝脏、肾脏代谢解毒，肝肾功能不全，解毒效应减弱，则药物在体内蓄积，血药浓度提高，毒性增加。

4.他汀类药物引起横纹肌溶解症的危险因素

患者合并肾脏或肝脏功能不全、甲状腺功能减退症、糖尿病等，合用贝特类、细胞毒类、大环内酯类及喹诺酮类抗生素、华法林、地高辛等药物。一般降脂药的不良反应较少，但临床长期运用他汀类药物对其安全性应该引起重视，需定期监测血肌酸激酶、肌红蛋白等反映横纹肌溶解症的血清学指标及评估其危险因素，对已有发生者应及时停药，必要时采取措施。积极预防急性肾小管坏死：①容量复苏；②碱化尿液；③应用抗氧化剂保护肾小管细胞；④血液透析或血液滤过，若已发生急性肾衰竭则可能需要肾替代治疗直至肾功能恢复正常。

病例点评

此例患者长期使用他汀类药物行脑血管疾病二级预防，此次在药物性肝损伤合并肝硬化基础上，出现横纹肌溶解症，经积极治疗预后较好。由此提示：使用他汀类药物时，尤其是伴肝肾功能不全，合并使用多种药物的患者，需定期监测血肌酸激酶、肌红蛋白等反映横纹肌溶解的血清学指标及评估其危险因素，密切观察肌病症状的出现和发展。

参考文献

1. 黄惠明 . 2008-2013 年他汀类药物致横纹肌溶解症文献分析 [J]. 中国药物应用与监测，2014，（2）：107-110.

2. 陈斌专，王妍春 . 横纹肌溶解综合征的研究进展 [J]. 分子影像学杂志，2017，40（4）：474-477.

3. AMBAPKAR S N, SHETTY N, DWIVEDY A, et al. Statin-induced rhabdomyolysis in patient with renal failure and underlying undiagnosed hypothyroidism[J]. Indian J Crit Care Med, 2016, 20（5）: 305-307.

（高文）

病例 17　高尿酸血症

病历摘要

【基本信息】

患者，男，75 岁，主因"发现尿酸升高 40 余年"收治入院。40 年前外院化验示血尿酸 620.2 μmol/L，间断有痛风发作。长期口服苯溴马隆片、秋水仙碱片，规律复查尿酸仍间断升高。

既往史：有糖尿病病史 2 年，规律用药，口服西格列汀 1 片，平素空腹血糖波动在 5 ～ 6 mmol/L，餐后 2 小时波动在 6 ～ 7 mmol/L。冠状动脉粥样硬化性心脏病、陈旧性心肌梗死病史 10 余年，未规律用药，行冠状动脉支架术 2 次，间断口服阿司匹林、氯吡格雷、阿托伐他汀、单硝酸异山梨酯、美托洛尔。有 40 年吸烟史，日均吸烟 20 支，戒烟 13 年。饮酒 40 年，主要饮白酒（＞ 42 度），7 次 / 周，平均 3 ～ 6 两 / 次，戒酒 13 年。否认过敏史。已婚，育一子一女，均体健。父母已故，死因不详。否认肿瘤家族史，否认过敏史。

【体格检查】

体温 36.7 ℃，血压 90/56 mmHg，脉搏 98 次 / 分，呼吸 20 次 / 分，神志清，精神可。心律齐，各瓣膜区未触及杂音。双肺呼吸音清，未触及干、湿性啰音。腹平软，无压痛、反跳痛，肝脾肋下未触及，Murphy 征阴性，移动性浊音阴性，双下肢水肿，病理征阴性。

【辅助检查】

血常规：WBC 7.07×10^9/L，RBC 2.54×10^{12}/L，HGB 82 g/L，PLT 160×10^9/L。肝功能 + 生化：BUN 5.35 mmol/L，Cr 106.9 μmol/L，GFR 58.27 mL/（min·1.73 m^2），尿酸 386 μmol/L，ALT 16.6 U/L，AST 27.2 U/L，TBIL 20.5 μmol/L，DBIL 9 μmol/L，白蛋白 30.2 g/L，γ- 谷氨酰转肽酶 53.9 U/L，总胆汁酸 17.7 μmol/L，胆碱酯酶 3145 U/L。尿常规：尿比重 1.016，酸碱度 5.5，蛋白质阴性，白细胞 5.8/μL，红细胞 5.3/μL。血氨 48 μg/dL，乳酸 1.75 mmol/L，HbA1c 5.9%。甲胎蛋白 1.47 ng/mL，异常凝血酶原 214 mAU/mL，CEA 4.53 ng/mL，CA19-9 51.89 U/mL，CA15-3 14.41 U/mL，CA125 132.5 U/mL，CA72-4 3.58 U/mL。凝血酶原时间 15 s，凝血酶原活动度 59%，凝血酶原比率 1.39，纤维蛋白原 2.04 g/L。降钙素原 0.12 pg/mL，CRP 14 mg/L。胃镜：食管静脉曲张（重度红色征阴性），门脉高压性胃病（轻度），十二指肠球炎。CT 三维成像（上腹部动脉 + 门脉 + 下腹部动脉）：①肝硬化，脾大，侧支循环形成，胆囊炎，腹腔积液；②双肾小结石，左肾囊肿；③右肺下叶结节，恶性不除外；④腹主动脉腹壁血栓形成。胸部 CT 增强扫描：①右肺多发结节，感染可能，建议治疗后复查除外占位；②双肺间质性炎症可能，肺气肿；③胸腔积液；④右肺门处及纵隔增大淋巴结，炎性反应性增生可能；⑤右肺动脉远端可疑栓塞。

【诊断及诊断依据】

诊断：高尿酸血症，酒精性肝硬化失代偿期，2 型糖尿病，冠状动脉粥样硬化性心脏病。

诊断依据：患者为老年男性，既往有糖尿病、冠心病病史，有长期吸烟饮酒史，多次发现尿酸升高，间断发作痛风，长期口服苯溴马隆片、秋水仙碱片，查体未见明显异常。高尿酸血症诊断明确。

【鉴别诊断】

（1）原发性高尿酸血症：原因未明的分子缺陷；先天性嘌呤代谢障碍。

（2）继发性高尿酸血症：多种急慢性疾病如血液病或恶性肿瘤、慢性中毒、药物或高嘌呤饮食所致的血尿酸合成增加或尿酸排泄障碍所致高尿酸血症。

【治疗】

低嘌呤糖尿病饮食，口服苯溴马隆，痛风发作时给予秋水仙碱，每日饮水应在 2000 mL 以上，并服用碳酸氢钠碱化尿液。

病例分析

高尿酸血症是指正常嘌呤饮食状态下非同日 2 次空腹血尿酸水平男性高于 420 μmol/L，女性高于 357 μmol/L，是因为尿酸合成增加和（或）尿酸排泄减少引起的一种代谢性疾病，不仅是急性关节炎、肾结石和尿酸性肾病最重要的生化基础，而且与多种心血管疾病如冠心病、高血压、糖尿病、慢性肾脏疾病等密切相关，严重威胁人类健康。

（1）高尿酸血症与痛风：高尿酸血症是痛风的发病基础，但只有尿酸盐在机体组织中沉积下来造成损伤才出现痛风；急性痛风关节炎发作时，血尿酸水平不一定升高。

（2）高尿酸血症与冠心病：尿酸是冠心病死亡独立危险因素，血尿酸＞357 μmol/L 是冠心病的独立危险因素；血尿酸＞416.5 μmol/L 是脑卒中的独立危险因素。

（3）高尿酸血症与糖尿病：长期高尿酸血症可破坏胰腺 β 细胞功能而诱发糖尿病，高尿酸血症与糖耐量异常和糖尿病发病有因果关系。

（4）高尿酸血症与代谢综合征：代谢综合征的病理生理基础是高胰岛素血症和胰岛素抵抗。胰岛素抵抗使糖酵解过程及游离脂肪酸代谢过程中血尿酸生成增加，同时通过增加肾脏对尿酸的重吸收直接导致高尿酸血症。70% 代谢综合征患者同时合并高尿酸血症。

高尿酸血症患者需改善生活方式，包括健康饮食，碱化尿液，大量饮水保证尿量在 2000 mL 以上，戒烟，坚持运动和控制体重，避免用使血尿酸升高的药物，如噻嗪类利尿剂、皮质激素、胰岛素、环孢素、他克莫司、吡嗪酰胺、烟酸等。

降尿酸治疗是有效控制痛风和高尿酸血症的关键环节。降尿酸治疗的目标是预防痛风关节炎的急性复发和痛风石的形成，帮助痛风石溶解。将患者血尿酸水平稳定控制在 360 μmol/L（6 mg/dL）以下，有助于缓解症状，控制病情。

目前治疗痛风和高尿酸血症主要有 3 类药物。①别嘌呤醇：口服后容易吸收，作为黄嘌呤氧化酶的竞争性抑制药，能够封闭肝脏和其他器官中的尿酸合成物，从而降低体内尿酸量，目前仍然是治疗慢性高尿酸血症的首选药物。非布司他在有效性和安全性方面较别嘌呤醇更具优势。②非甾体抗炎药、可的松和秋水仙碱能够通过减轻炎症来缓解痛风症状。③丙磺舒、磺吡酮和苯溴马隆是尿酸排泄药，可以帮助排出肾脏中过多的尿酸。使用别嘌呤醇时，应从小剂量开始，肾功能正常者起始剂量为 0.1 g/d，肾功能不全时剂量应更低，逐渐增加剂量，密切监视有无超敏反应出现。使用苯溴马隆时，应从小剂量开始，过程中增加饮水量，碱化尿液，避免与其他肝损伤药物同时使用。在用药过程中警惕可能出现的肝、肾毒性和其他不良反应。

病例点评

此病例为老年男性，既往有冠心病、糖尿病病史，多次查尿酸升高，间断有痛风发作。应积极控制与高尿酸血症相关的心血管危险因素如高脂血症、高血糖、肥胖及吸烟。此患者右肺下叶占位，还需除外肿瘤、高尿酸血症与恶性肿瘤的发生、发展和预后相关。

参考文献

1. 李静. 高尿酸血症的流行病学研究 [J]. 中国心血管杂志，2016，21（2）：83-86.
2. 中华医学会风湿病学分会. 2016 中国痛风诊疗指南 [J]. 浙江医学，2017，39（21）：1823-1832.

（高文）

第三章
肝病合并甲状腺功能异常

病例 18 甲状腺功能亢进症伴肝损伤应用甲巯咪唑治疗

病历摘要

【基本信息】

患者，女，44岁，主因"手抖、心慌1个月，尿黄1个月，加重2周"收入院。患者于1个月前出现手抖、心慌、排便次数增加，黄色成形软便3～5次/日，无尿黄、眼黄、皮肤黄染，未予诊治。1个月前出现尿黄，偶有灰白便，纳差、乏力、恶心，间断呕吐，外院查 ALT、TBIL 轻度升高，给予对症治疗，效果欠佳。2 周前尿黄进一步加重，如浓茶色，伴眼黄、皮肤明显黄染。10 天前出现间断右上腹痛，伴周身皮肤瘙痒，灰白便，7 ～ 8 次 / 日，于当地对症治疗，效果差。进一步于北京某医院就诊，查肝功能提示 ALT 104 U/L，TBIL 459.3 μmol/L，DBIL 385.6 μmol/L。腹部超声：胆囊壁毛糙。患者自发病以来精神可，食欲增加，二便如上述。体重无明显减轻。

既往史：平素健康状况良好。否认糖尿病、高血压、心脏病病史，否认外伤、手术、药物过敏史等。父母已故，死因不详，育一子一女，均体健，否认肝病家族史、遗传性疾病家族史。否认长期大量饮酒史，否认过敏史。

【体格检查】

体温 36.5℃，血压 120/70 mmHg，心率 100 次 / 分，呼吸 21 次 / 分，BMI 19.5。神志清，精神弱，皮肤、巩膜重度黄染，未见皮疹，肝掌、蜘蛛痣阴性。手细颤，无凸眼，甲状腺Ⅲ度肿大，质软，可触及震颤、闻及血管杂音。双肺呼吸音弱，未触及干、湿性啰音，心率 100 次 / 分，心律齐，未触及心脏杂音，心界不大。腹软，肝肋下 2 cm，剑突下 4 cm，剑突下及右上腹有压痛，无反跳痛，移动性浊音阴性，双下肢不肿，病理征（－）。

【辅助检查】

血常规：WBC 5.25×10^9/L，N% 60.9%，N 3.2×10^9/L，HGB 134 g/L，PLT 74×10^9/L。尿常规：深黄色透明，比重 1.017，pH 5.0，胆红素（＋＋＋＋），尿胆原（－），酮体（－），白细胞（－）。便常规：黄色软便，红细胞、白细胞为阴性，潜血阴性。肝

功能：ALT 122 U/L，AST 98.5 U/L，TBIL 500.4 μmol/L，TBIL 251.6 μmol/L，γ - 谷氨酰转肽酶 46.5 U/L，碱性磷酸酶 97.9 U/L，白蛋白 30.2 g/L，胆碱酯酶 2607 U/L。血生化：BUR 6.21 mmol/L，Cr 41.9 μmol/L，钾 3.63 mmol/L，钠 132.4 mmol/L。血脂：TG 3.06 mmol/L，CHOL 2.76 mmol/L，HDL 0.93 mmol/L，LDL 1.31 mmol/L。凝血常规：凝血酶原时间 12.4 s，凝血酶原活动度 100%，凝血酶原国际标准化比率 1.2，活化的部分凝血酶原时间 45 s。血氨 29 μg/dL。甲状腺系列：$FT_3 > 46.08$ pmol/L，TT_3 8.84 nmol/L，FT_4 71.45 pmol/L，TT_4 298.27 nmol/L，TSH < 0.01 mIU/L。甲状腺特殊抗体：TG-Ab 175.1 IU/mL，TSHR-Ab 31.79 IU/L，TPO-Ab 536.2 IU/mL。乙型肝炎五项：HBsAg（－），HBsAb（＋），HBeAg（－），HBeAb（－）。甲型肝炎病毒抗体 IgM（－）。抗丙型肝炎病毒抗体（－）；戊型肝炎病毒抗体 IgM（－）；CMV-IgM、EBV-IgM 抗体（－）。自身抗体系列阴性。特种蛋白：免疫球蛋白、补体阴性，铜蓝蛋白 0.413 g/L。降钙素原 0.3 ng/mL。G 试验（－）。GM 试验（－）。

胸片：未见异常。心电图：窦性心动过速（心率 113 次 / 分）。甲状腺 B 超：左叶大小约 53 mm × 23 mm × 24 mm，右叶大小约 51 mm × 29 mm × 26 mm，峡部厚 7 mm，甲状腺回声不均匀，包膜完整，血流较丰富，考虑甲状腺弥漫性改变，甲状腺功能亢进症（简称"甲亢"）可能，建议进一步检查。上腹部 CT：肝脏未见明确病变，脾大。胸部 CT：右肺多发感染灶可能（右肺中叶外侧段可见小斑片影，范围约 11 mm × 8 mm），请结合临床，甲状腺增大，建议进一步检查。电子胃镜：胃溃疡（多发、A2 期）。

【诊断及诊断依据】

诊断：甲亢性肝损伤，甲状腺功能亢进症，Graves 病，胃溃疡（A2 期），肺部感染。

诊断依据：①患者有甲亢相关高代谢症状如手抖、心慌、腹泻、消瘦，查体见心率快，甲状腺肿大，震颤及血管杂音，甲状腺超声及心电图符合甲亢表现，甲状腺功能显示甲状腺激素升高，TSH 降低，甲状腺抗体阳性高，故考虑诊断甲状腺功能亢进症成立，病因为 Graves 病；②患者肝功能异常，表现为黄疸，其余引起肝功能异常的原因均可排除，故考虑甲亢性肝损伤；③根据胃镜和胸部 CT 考虑胃溃疡及肺部感染诊断成立。

【治疗】

入院后给予复方甘草酸苷、丁二磺酸腺苷蛋氨酸等保肝、退黄对症治疗，给予头孢唑肟钠 2 g，每 12 小时 1 次静脉点滴抗感染，泮托拉唑钠抑酸保护胃黏膜，丙硫氧嘧啶 50 mg，每日 3 次口服抗甲亢治疗。用药 2 周后患者手抖、心慌症状减轻，将丙硫氧嘧啶调整为 100 mg，每日 3 次口服，加量 1 个月后手抖、心慌症状消失，丙硫氧嘧啶调整为 250 mg，每日 1 次，加用左甲状腺素钠片 25 μg，每日 1 次口服。应用丙硫氧嘧啶期间监测血常规，白细胞最低 3.2×10^9/L，中性粒细胞绝对值最低降至 1.8×10^9/L，出现药物过敏，表现为全身散在红疹，经西替利嗪抗过敏治疗后好转。经治疗，患者肝功能逐步好转，总胆红素由入院时 500.4 μmol/L 降至 24 μmol/L，DBIL 由 251.6 μmol/L 降至正常，甲亢症状消失，甲状腺功能较前改善，复查甲状腺系列提示 FT_3 降至 6.8 pmol/L，TT_4 降至 3.37 nmol/L，FT_4 降至 8.65 pmol/L，TSH 升至 0.01 mIU/L。

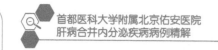

【随访】

患者病情稳定，定期复查甲状腺功能及血常规、肝功能等基本正常。

病例分析

1. 肝功能异常病因鉴别

（1）药物性肝损伤：患者无特殊药物、毒物接触史，故不支持。

（2）自身免疫性肝炎：患者缺乏相关临床表现，且自身抗体、免疫球蛋白、补体 C3 和补体 C4 均为阴性，不支持。

（3）病毒性肝炎：患者嗜肝病毒现症感染指标均阴性，不支持。

（4）酒精性肝炎：否认长期大量饮酒史，不支持。

（5）非酒精性脂肪性肝炎：患者无肥胖，无脂肪肝、高脂血症、糖尿病等，不支持。

（6）心功能不全：无相关病史、症状体征，不支持。

（7）遗传代谢性肝病：无肝病家族史，铜蓝蛋白等正常，不支持。

（8）肿瘤：胸、腹部 CT 等不支持肿瘤所致肝功能异常。

2. 甲亢性肝损伤发生机制

甲亢性肝损伤的发生机制包括：甲状腺激素直接毒性作用，肝脏相对缺氧及营养不良，甲亢性心脏病，免疫功能紊乱，各种抗甲亢药物均可对肝脏产生不同程度的损伤，甲亢合并感染、休克、甲亢危象等。

3. 甲亢性肝损伤发病率及预测因子

目前国内外文献报道甲亢性肝损伤发病率为 70% ～ 80%。甲状腺功能亢进症是内分泌科的常见疾病，寻找甲亢性肝损伤的预测因子，有利于我们辨别甲亢性肝损伤的危险人群，进而有针对性的随访观察，目前有文献报道，TR-Ab > 360 IU/mL、TR-Ab > 15 IU/L 的甲亢患者更易出现肝损伤，此外 FT_4 > 75 pmol/L 患者也易发生肝损伤。

4. 肝损伤时甲亢治疗方案选择

甲亢的治疗方案包括：抗甲状腺药物，^{131}I 治疗，手术治疗，其他治疗如碘剂、β 受体阻滞剂。抗甲状腺药物可引起肝损伤，但多为轻度肝功能异常，出现严重肝损伤的发生率低，有报道其低于 0.5%。抗甲状腺常用药物为丙硫氧嘧啶（propylthiouracil，PTU）、甲巯咪唑（methimazole，MMI），两种药物均存在肝损伤不良反应。文献报道，PTU 致肝损伤以不同程度的肝细胞坏死为主，MMI 致肝损伤以肝内淤胆为主，即肝细胞和（或）胆小管淤胆，两者均可表现为胆红素升高或转氨酶升高。当出现肝损伤时，关于甲亢性肝损伤在药物选择上的意见目前尚不一致。

📋 病例点评

当我们面对肝损伤患者时，在采集病史时务必做到全面准确，在鉴别诊断时思维发散，避免重检查，轻查体。此例患者属于甲亢、肝损伤的病例，最终明确诊断为甲亢性肝损伤，提示我们在诊治肝损伤患者时务必要考虑到甲状腺系列疾病，仔细询问相关症状体征，完善甲状腺功能、甲状腺抗体、甲状腺超声等检查。该患者的成功救治，让我们认识到重度甲亢性肝损伤并不是加用抗甲状腺药物的绝对禁忌证。但是，若使用抗甲状腺药物，治疗期间务必密切观察不良反应，常见的不良反应包括白细胞降低、药物过敏、药物性肝损伤等。此外，加强与患者的有效沟通，取得患者的理解信任很重要，这可以让我们的诊治达到事半功倍的效果。

参考文献

1. ZHANG R, TIAN X, QIN L, et al. Factors predicting abnormal liver function tests induced by Graves' disease alone: a retrospective cohort study[J]. Medicine, 2015, 94 (19): e839.

2. HE K, HU Y, XU X H, et al. Hepatic dysfunction related to thyrotropin receptor antibody in patients with Graves'disease[J]. Experimental and Clinical Endocrinology Diabetes, 2014, 122 (6): 368-372.

3. LI C, TAN J, ZHANG G, et al. Risk factors of hyperthyroidism with hepatic function injury: a 4-year retrospective study[J]. Hormone and Metabolic Research, 2015, 47 (3): 209-213.

4. YANG J, LI L F, XU Q, et al. Analysis of 90 cases of antithyroid drug-induced severe hepatotoxicity over 13 years in China[J]. Thyroid, 2015, 25 (3): 278-283.

（郑小勤）

病例 19　人工肝治疗严重甲状腺功能亢进症性肝损伤

病历摘要

【基本信息】

患者，男，38 岁。因"乏力、食欲减退、尿黄、眼黄、皮肤黄染 1 月余"于 2014 年 9 月入院。患者于 1 个月前在行 ^{131}I 治疗甲亢后出现乏力、纳差、进食量减少至正常食量的 1/4，浓茶色尿，皮肤、巩膜中度黄染，伴皮肤瘙痒，大便次数增多，由每日 3 次增至 10 次左右，为不成形稀便，无发热及腹痛。开始时未予重视，后外院查肝功能：ALT 59.6 U/L，AST 51.6 U/L，TBIL 342.2 μmol/L，DBIL 257 μmol/L。甲状腺功能：FT$_3$ 43.7 pmol/L，FT$_4$ 71.76 pmol/L，TT$_3$ 10.6 nmol/L，TSH 0.01 μIU/mL。心脏彩超：左心房、右心房和右心室扩大，肺动脉扩张，二尖瓣及三尖瓣少至中量反流。腹部彩超：脂肪肝、胆囊炎。给予腺苷蛋氨酸及美托洛尔治疗后无明显好转，于 2014 年 9 月 10 日转至北京某医院住院。入院后复查肝功能仍明显异常、凝血功能异常、甲状腺功能明显异常，甲状腺超声提示甲状腺弥漫性病变，心脏彩超提示双侧心房扩大、右心室扩大、二尖瓣关闭不全，心电图提示房颤。给予保肝、退黄等治疗，疗效欠佳，为进一步诊治转来我院。患者自发病以来，精神不振，食量减少，睡眠差，大便异常，尿黄，体重 2 个月减轻约 20 kg。

既往史：否认肝炎病史，否认输血及血制品史，否认药物过敏史，否认高血压、糖尿病及冠心病病史，否认饮酒史。甲状腺功能亢进症病史 15 年，曾间断服用甲巯咪唑及美托洛尔治疗，疗效欠佳，入院 1 个月前在外院行 ^{131}I 治疗，治疗剂量共 23 U。家族史无特殊。

【体格检查】

体温 36.2℃，呼吸 20 次 / 分，血压 102/61 mmHg，心率 90 次 / 分，身高 168 cm，体重 40 kg，体型消瘦，神志清，精神极差，全身浅表淋巴结未触及，皮肤、巩膜重度黄染，手和眼睑震颤，未见肝掌及蜘蛛痣，未见皮下淤斑。甲状腺Ⅲ度肿大，质软，未触及明显结节，未触及明显血管杂音。双肺呼吸音粗，心律不齐，未触及病理性杂音。腹部软，无压痛及反跳痛，肝、脾肋下未触及，肝浊音界无明显缩小，Murphy 征阳性，腹部移动性浊音阴性，双下肢未见水肿，病理征阴性。

【辅助检查】

尿便常规均正常。血常规：WBC 8.6×10^9/L，N% 76.9%，HGB 87 g/L，PLT 178×10^9/L。肝肾功能：ALT 87 U/L，AST 53.5 U/L，ALP 91 U/L，γ-GT 42.4 U/L，TBA 166.2 μmol/L，TBIL 578.0 μmol/L，DBIL 357.9 μmol/L，ALB 26.2 g/L，CHE 794 U/L，Urea 24.1 μmol/L，Cr 68.6 μmol/L。电解质：K^+ 4.01 mmol/L，Na^+ 129.9 mmol/L。凝血功能：PTA 59%。PCT 1.32 ng/mL。甲状腺免疫球蛋白：TG-Ab 106.2 IU/mL，TSHR-Ab 12.33 IU/L，TPO-Ab 183.2 IU/mL。甲状腺功能：FT_3 7.71 pmol/L，FT_4 43.32 pmol/L，TT_3 2.41 nmol/L，TT_4 167.65 nmol/L，TSH < 0.001 mIU/L。自身抗体系列：未见明显异常；甲、丙、丁、戊型肝炎病毒学标志

笔记

物均阴性。

【诊断】

甲亢性肝损伤：肝衰竭倾向；胆汁淤积；低白蛋白血症；甲状腺毒症，甲状腺功能亢进症，^{131}I 治疗后；甲状腺心肌病；房颤；胆囊炎；胆系感染；中度贫血。

【治疗】

入院后积极予以加强营养、补液及对症支持等治疗，常规予以保肝、退黄治疗，予以补充白蛋白及抗感染治疗，积极内科综合治疗 3 天，患者自觉乏力症状稍减轻，食欲稍好转，但仍尿黄及身目黄染。查体：皮肤、巩膜重度黄染。患者存在严重的胆汁淤积、甲亢及甲状腺毒症，在入院第 4 天行人工肝（血浆置换）治疗清除毒素。血浆置换后第 2 天复查肝功能：ALT 51.6 U/L，AST 53.5 U/L，TBA 166.2 μmol/L，TBIL 506.3 μmol/L，DBIL 302.8 μmol/L，ALB 30.3 g/L，CHE 3087 U/L；甲状腺功能：FT_3 4.46 pmol/L，FT_4 23.56 pmol/L，TT_3 1.45 nmol/L，TT_4 101.70 nmol/L，TSH 0.01 mIU/L。1 周后复查肝功能：ALT 32 U/L，AST 24.8 U/L，TBA 138.4 μmol/L，TBIL 504.2 μmol/L，DBIL 301.9 μmol/L，ALB 33.9 g/L，CHE 1619 U/L；甲状腺功能：FT_3 10.61 pmol/L，FT_4 46.99 pmol/L，TT_3 2.72 nmol/L，TT_4 188.55 nmol/L，TSH ＜ 0.001 mIU/L。再次给予血浆置换治疗 1 次，血浆置换后第 2 天复查肝功能：ALT 17.9 U/L，AST 20.5 U/L，TBA 88.5 μmol/L，TBIL 361.9 μmol/L，DBIL 217.1 μmol/L，ALB 34.7 g/L，CHE 2706 U/L；甲状腺功能：FT_3 5.21 pmol/L、FT_4 35.05 pmol/L，TT_3 1.60 nmol/L，TT_4 154.35 nmol/L，TSH 0.01 mIU/L。

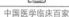
【随访】

患者后因肝功能仍明显异常及甲状腺功能明显异常，分别在 1 周后和 3 周后再次行血浆置换，术后复查肝功能较前继续明显好转，最后 1 次血浆置换后 3 天复查结果为 ALT 和 AST 仍完全正常，TBA 降至正常，TBIL 降至 73.5 μmol/L，DBIL 49.2 μmol/L，ALB 升至 38.4 g/L，CHE 升至 3957 U/L；但甲状腺功能复查结果仍明显异常且反弹明显：FT_3 30.54 pmol/L，FT_4 51.38 pmol/L，TT_3 6.86 nmol/L，TT_4 247.96 nmol/L，TSH ＜ 0.000 1 mIU/L。请内分泌科会诊后建议加用丙硫氧嘧啶 150 mg/d 控制甲亢，应用 3 天后复查甲状腺功能：FT_3 10.28 pmol/L，FT_4 34.58 pmol/L，TT_3 3.62 nmol/L，TT_4 205.11 nmol/L，TSH ＜ 0.001 mIU/L；复查肝功能：ALT、AST、TBA 均正常，TBIL 57.4 μmol/L，DBIL 38.3 μmol/L；病情好转出院，出院时无明显临床不适，PTA 102%，体重恢复至 45 kg。出院后 1 个月复查肝功能恢复正常，甲状腺功能完全正常，半年后患者复诊，复查肝功能及甲状腺功能完全正常，体重增加至 70 kg。

病例分析

甲状腺功能亢进症是内分泌系统的一种常见病、多发病，可累及全身多个器官，以心血管及神经系统多见，但亦可累及肝脏。甲亢引起的肝损伤（甲亢性肝损伤）临床比较常见，从无症状的肝功能异常到胆汁淤积性黄疸，乃至肝衰竭都可能发生。肝损伤最常见的指标是 ALP、ALT 升高，重症甲亢性肝损伤常表现为淤胆性肝炎，与甲状腺激素水平、自身免疫等多种因素有关。

甲亢可通过多种因素与途径引起肝功能损伤。①甲状腺激素的直接毒性作用：甲状腺激素主要在肝脏代谢，生理状态下，它直接或间接与肝细胞内的受体相结合，不造成肝脏损伤；但过量时则致肝脏损伤，长期过多的甲状腺激素在肝脏内转化、代谢增加了肝脏的负担，同时通过抑制肝脏葡萄糖醛酸基转移酶活性，造成胆红素和葡萄糖醛酸结合障碍、排泄受阻，导致血中胆红素升高而引起肝损伤。②甲亢时机体代谢增高，肝脏高代谢但肝脏血流并不增加，肝组织耗氧量明显增加，导致肝脏相对缺血、缺氧和营养不良，引起自由基对肝细胞的损伤。③甲亢时过多的甲状腺激素促进肝糖原分解、脂肪氧化分解和蛋白质代谢，引起负氮平衡及维生素缺乏，这不但削弱了肝脏自身的保护机制，而且使肝细胞变性，造成肝内胆汁淤积从而导致肝损伤。④甲亢可以影响肝脏内酶的活力，导致肝脏 kupffer 细胞增生，肝内还原型谷胱甘肽耗竭，供应活性巯基能力降低，肝酶的活性下降，肝细胞的正常代谢及细胞膜的完整性受损，从而造成肝损伤。⑤甲亢是一种自身免疫性疾病，免疫功能紊乱本身也可引起肝损伤。⑥当肝功能受损时，肝脏合成甲状球蛋白减少，导致游离型甲状腺激素增加，甲亢症状随之加重，甚至发生甲亢危象，也可进一步加重肝损伤。

多种因素或途径均可导致肝细胞脂肪变性，表现为肝大，损伤进一步加重，出现肝细胞坏死，以肝小叶中央区为著，表现为肝功能异常，如血清转氨酶、胆红素升高等，随着肝细胞的不断坏死及再生，导致肝纤维化甚至肝硬化。重度肝损伤

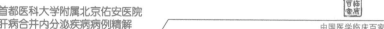
时由于肝脏代谢和解毒功能严重下降，且易并发或加重继发感染及内环境失衡，导致血浆结合蛋白的合成减少。当严重肝损伤合并甲亢时两者互相影响，形成恶性循环，甲亢症状随之加重，甚至导致甲亢危象发生。

甲亢时，可根据病情分别采取口服抗甲状腺药物、^{131}I 治疗、外科手术治疗、介入治疗及甲巯咪唑离子导入治疗等。比如 ^{131}I 进入机体后其中的 60% ～ 80% 很快经血液循环进入甲状腺组织，并作为合成甲状腺激素的原料，而未被甲状腺摄取的 20% ～ 40% 很快经尿路排出体外，加之肝组织对辐射本不敏感，因此，^{131}I 治疗本身很安全。但应用 ^{131}I 治疗后可能出现高甲状腺激素血症，会加重肝脏的损伤和全身的反应。

当甲亢合并严重肝损伤，甚至肝衰竭时，单纯的保肝、护肝及抗甲状腺治疗可能不能及时有效地缓解病情。近年来，人工肝支持系统对甲亢伴严重肝损伤或肝衰竭的治疗已引起广泛的重视。人工肝是指通过体外的机械、物理化学或生物性装置，利用血液净化技术对患者的血浆进行交换或者处理，清除各种有害物质，补充必需物质，改善内环境，暂时辅助或替代严重病变肝脏部分功能的治疗方法，能为肝细胞再生及肝功能恢复创造条件或等待机会进行肝移植。人工肝支持系统分为非生物型、生物型和组合型 3 种，非生物型人工肝已在临床广泛应用并被证明确有较好的疗效。

人工肝 - 血浆置换治疗可将甲亢患者血清中的致病因子清除，如 TR-Ab 及高水平的甲状腺素，可调节甲状腺激素水平，减轻甲状腺素对肝脏的损伤，利于肝脏功能恢复正常，同时也有利于甲状腺功能恢复正常。目前，已有一些人工肝（包括血浆置换）治疗甲亢合并严重肝损伤或肝衰竭的研究报道。

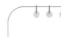

病例点评

甲亢合并严重肝损伤，甚至肝衰竭在临床并不少见，此时，常用的治疗甲亢的措施难以采用，同时常规的保肝治疗效果也欠佳。人工肝治疗则可将甲亢患者血清中高水平的甲状腺素等致病因子清除或减少，从而减轻甲状腺素对肝脏的损伤，有利于肝脏功能恢复。在肝功能好转或恢复正常后，可采用常用的治疗措施继续治疗甲亢。

参考文献

1. DE CAMPOS MAZO D F, DE VASCONCELOS G B, PEREIRA M A, et al. Clinical spectrum and therapeutic approach to hepatocellular injury in patients with hyperthyroidism[J]. Clin Exp Gastroenterol, 2013, 6（1）: 9-17.

2. HAMBLETON C, BUELL J, SAGGI B, et al. Thyroid storm complicated by fulminant hepatic failure: case report and literature review[J]. Ann Otol Rhinol Laryngol, 2013, 122（11）: 679-682.

3. 张庆, 张伦理, 向天新, 等. 人工肝系统联合 [131]I 治疗甲状腺功能亢进症合并肝衰竭研究 [J]. 中华肝脏病杂志, 2016, 24（10）: 778-782.

4. WU D B, CHEN E Q, BAI L, et al. Propylthiouracil-induced liver failure and artificial liver support systems: a case report and review of the literature[J]. Ther Clin Risk Manag, 2017, 13: 65-68.

5. STRUECKER B, RASCHZOK N, SAUER I M. Liver support strategies: cutting-edge technologies[J]. Nat Rev Gastroenterol Hepatol, 2014, 11（3）: 166-176.

6. BA J H, WU B Q, WANG Y H, et al. Therapeutic plasma exchange and continuous renal replacement therapy for severe hyperthyroidism and multi-organ failure: a case report[J]. World J Clin Cases, 2019, 7（4）: 500-507.

（邹怀宾）

病例 20　甲状腺功能亢进症伴肝衰竭

病历摘要

【基本信息】

患者，男，29 岁，主因"乏力、纳差伴皮肤、巩膜黄染9 天"收入院。患者于 9 天前出现轻度乏力、纳差，进食量减少至正常食量的 1/2，皮肤、巩膜重度黄染，伴厌油、恶心、尿黄、灰白便，无发热、呕吐、腹胀、腹痛。就诊于当地医院，查肝功能：TBIL 176.2 μmol/L，DBIL 145.70 μmol/L，ALT 245.5 U/L，AST 114.4 U/L，γ-GT 121 U/L，碱性磷酸酶159.6 U/L，白蛋白 48 g/L。尿常规：尿胆红素（++）。乙型肝炎五项均阴性。当地医院考虑急性肝炎可能，给予甘草酸苷等药物保肝治疗，症状未见明显好转，且进一步加重。2 天前复查肝功能：TBIL 470.10 μmol/L，DBIL 361.3 μmol/L。1 天前为进一步诊治就诊于内蒙古某医院，查凝血项：凝血酶原活动度106.2%。腹部平扫 CT：肝、胆、胰、脾未见明显异常。考虑诊断为肝损伤，给予保肝对症治疗。现患者为求进一步诊治特来我院，门诊以"肝损伤"收入我科。患者自发病以来精神可，食欲差，睡眠欠佳，体重无明显减轻。

既往史：1 个月前诊断为甲状腺功能亢进症，表现为手抖、心慌、排便次数增加，体重减轻，未用药物治疗。高血压史 3 年，血压最高 180/110 mmHg，未用药物控制，血压波动于 150/90 mmHg 左右。肺结核病史 11 年，经正规抗结核治疗，已治愈。13 年前行痔疮手术。对青霉素过敏，表现为皮试阳性。偶有少量饮酒。

【体格检查】

体温 37.1 ℃，脉搏 106 次 / 分，呼吸 20 次 / 分，血压 160/80 mmHg。神志清，精神可，皮肤、巩膜重度黄染，未见肝掌、蜘蛛痣，前胸可见散在皮疹，下肢可见散在皮肤抓痕破损。眼征（−），甲状腺Ⅱ度肿大，可触及震颤和闻及血管杂音，双肺呼吸音清，未触及明显干、湿性啰音。心律齐，心音可，未触及病理性杂音。腹平坦、软，无压痛、反跳痛及肌紧张，肝区叩痛（＋），肝脾肋下未触及，Murphy 征阴性，移动性浊音阴性，双下肢无水肿，病理征（−）。

【辅助检查】

肝肾功能：ALT 189.4 U/L，AST 98.0 U/L，TBIL 588.7 μmol/L，DBIL 510.6 μmol/L，白蛋白 33.3 g/L，BUR 6.58 mmol/L，Cr 51.4 μmol/L，GFR 137.65 mL/（min·1.73 m^2），钾 3.23 mmol/L，钠 133.4 mmol/L，氯 96.5 mmol/L，血清总钙 2.41 mmol/L。血常规：WBC 7.77×10^9/L，RBC 5.23×10^{12}/L，HGB 148.0 g/L，PLT 271.0×10^9/L，N% 70.5 %，CRP ＜ 1 mg/L。凝血功能：凝血酶原时间 24.4 s，凝血酶原活动度 34%，凝血酶原国际标准化比率 2.18，活化的部分凝血活酶时间 155.5 s。甲状腺特殊抗体 3 项：甲状腺球蛋白抗体 76.19 IU/mL，促甲状腺素受体抗体 12.49 IU/L，甲状腺过氧化物酶抗体 55.95 IU/mL。甲状腺系列 5 项：TT$_3$ 4.67 nmol/L，TT$_4$ ＞ 308.88 nmol/L，FT$_3$ 22.26 pmol/L，FT$_4$ ＞ 77.22 pmol/L，TSH ＜ 0.0025 mIU/L。线粒体抗体 IgG ＜ 25 RU/mL。自身抗体、抗核抗体谱、肝抗原谱均阴性。免疫球

113

蛋白、补体、铜蓝蛋白均正常。乙型肝炎五项：HBsAg（－），HBsAb（＋），HBeAg（－），HBeAb（－）。甲型肝炎病毒抗体IgM（－）。抗丙型肝炎病毒抗体（－）；戊型肝炎病毒抗体IgM（－）；CMV-IgM、EBV-IgM抗体（－）。降钙素原 0.26 ng/mL。G试验（－）。GM试验（－）。心电图：窦性心动过速。腹部超声：符合急性肝炎表现，脾大。甲状腺超声：甲状腺肿大，血流信号丰富，呈"火海征"，考虑符合甲状腺功能亢进症表现，建议结合临床。胸部CT：陈旧性肺结核。腹部CT：左侧输尿管膀胱入口处结石，右侧肾结石，脾脏轻度增大。

【诊断及诊断依据】

诊断：亚急性肝功能衰竭，早期；甲亢性肝损伤；甲状腺功能亢进症；Graves病；高血压3级，高危；陈旧性肺结核；痔疮术后。

诊断依据：①患者病程1个月，肝功能异常，PTA 30%～40%，无肝性脑病，考虑诊断为亚急性肝功能衰竭，早期；②患者有甲亢相关高代谢症状如手抖、心慌、腹泻、消瘦，查体见心率增快，甲状腺肿大，震颤及血管杂音，甲状腺超声及心电图符合甲亢表现，甲状腺功能示甲状腺激素升高，TSH降低，甲状腺抗体阳性高，故考虑诊断甲状腺功能亢进症成立，病因为Graves病；③患者甲状腺功能亢进症明确，出现肝功能异常，二者存在因果关系，除外其余引起肝损伤原因，考虑甲亢性肝损伤；④其余诊断同既往史。

【治疗】

入院后给予保肝、退黄、降酶对症治疗，内科治疗效果不佳，行胆红素吸附术2次，胆红素下降不明显，最低降至 498 μmol/L，考虑患者肝功能异常与甲亢有关，有同位素治疗适应证，予以同位素治疗及血浆置换 2 次，患者胆红素降至 26.8 μmol/L，甲状腺系列 5 项：TT_3 1.25 nmol/L，TT_4 141.1 nmol/L，FT_3 5.15 pmol/L，FT_4 24.69 pmol/L，TSH < 0.0025 mIU/L。

【随访】

甲状腺功能恢复正常，甲亢症状体征消失，肝功能正常，病情稳定。

病例分析

1. 肝功能异常病因鉴别

（1）药物性肝损伤：患者无特殊毒物、药物接触史，故不支持。

（2）自身免疫性肝炎：患者缺乏相关临床表现，且自身抗体、免疫球蛋白、补体 C3 和补体 C4 均阴性，不支持。

（3）病毒性肝炎：患者嗜肝病毒现症感染指标均阴性，不支持。

（4）酒精性肝炎：否认长期大量饮酒史，不支持。

（5）非酒精性脂肪性肝炎：患者无肥胖，无脂肪肝、高脂血症、糖尿病等，不支持。

（6）心功能不全：无相关病史、症状体征，不支持。

（7）遗传代谢性肝病：无肝病家族史，铜蓝蛋白等正常，不支持。

（8）肿瘤：胸腹部 CT 等不支持肿瘤所致肝功能异常。

2. 甲状腺功能亢进症治疗方案

（1）一般治疗：注意休息，补充足够热量和营养，失眠者可给予苯二氮䓬类药物镇静，心悸明显者可给予 β 受体阻滞剂。

（2）抗甲状腺药物：主要包括甲巯咪唑、丙硫氧嘧啶，主要适用于病情轻、甲状腺轻中度肿大的甲亢患者。年龄在 20 岁以下，妊娠甲亢，年老体弱或合并严重心、肝、肾疾病不能耐受手术者均宜采用药物治疗。该类药物有不良反应，包括皮疹、皮肤瘙痒、白细胞减少、中毒性肝病等。

（3）[131]I 治疗：主要并发症为甲状腺功能减退症。相对适应证为青少年和儿童甲亢，用抗甲状腺药物治疗失败，或拒绝手术，有手术禁忌证；甲亢合并肝、肾等脏器功能损伤；浸润性突眼。禁忌证为妊娠和哺乳期妇女。

（4）手术治疗：中重度甲亢长期用药效果不佳或无效，疑似甲状腺癌并存等，可考虑手术治疗。

病例点评

此患者属于甲亢、肝衰竭的病例，最终明确诊断为甲亢性肝损伤，这提示我们在诊治肝损伤患者时务必要考虑到甲状腺系列疾病。甲亢的治疗方案较多，需根据其适应证、禁忌证谨慎选择。该患者甲亢明确，但甲亢性肝损伤重度，口服抗甲状腺药物风险较大，此时选择同位素治疗结合人工肝治疗，效果佳。

参考文献

1. 段然，李静 . 甲状腺功能亢进症合并肝损伤的鉴别诊断和处理 [J]. 中国实用内科杂志，2018，38（10）：971-973.
2. 林学，陈川英，陈芳，等 . 甲状腺功能亢进症合并亚急性肝衰竭不同方法治疗效果的临床分析 [J]. 中国现代医生，2018，56（13）：85-87.

（郑小勤）

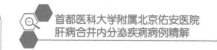
病例 21　甲状腺功能亢进症伴肝衰竭、心衰竭

病历摘要

【基本信息】

患者，女，33岁，主因"体检发现乙型肝炎表面抗原阳性6年余，腹胀、双下肢水肿3个月，加重2周"于2018年5月16日入院。患者于6年前体检发现乙型肝炎表面抗原阳性，否认恶心、呕吐、腹胀、双下肢水肿、尿黄及皮肤、巩膜黄染等不适。当时行抗病毒药物治疗（药名及剂量不详），未坚持口服，自行中断。3个月前无明显诱因出现全身水肿及皮肤、巩膜黄染，尿黄，无发热、手抖、心慌、腹泻，就诊于我院门诊，建议住院治疗，患者及其家属拒绝住院，要求回至当地医院治疗，于门诊输液对症治疗（具体药物及检查结果不详）共19天未见好转。2周前上述症状加重，且夜间不能平卧，转至河北保定某医院，住院期间发现甲状腺功能亢进症，双侧胸腔积液，PTA 31%，TBIL 138 μmol/L，DBIL 81 μmol/L，胆碱酯酶 2333 U/L，PLT 61×10^9/L，HGB 68 g/L。住院期间未口服治疗甲亢药物，考虑甲亢危象，予普萘洛尔 10 mg 每日 3 次口服，置入胸腔引流管，引流胸腔积液 1200 mL，后因局部穿刺处疼痛难忍，拔除胸腔置管。胸腔积液李凡他试验阳性，细胞数 1100/μL。给予保肝、退黄、输注血浆、利尿等治疗效果不佳，为进一步诊治收入院。

既往史：平素健康状况良好，2 年前行剖宫产手术。

家族史：其妹为乙型病毒性肝炎。

【体格检查】

身高 160 cm，体重 70 kg，BMI 27.3，体温 36.5℃，心率 110 次 / 分，呼吸 25 次 / 分，血压 120/80 mmHg，神志清，精神可，半卧位，贫血貌，全身皮肤及巩膜重度黄染，双眼球突出，眼球活动可，甲状腺 I 度肿大，质韧，未触及明显结节，未触及杂音。心律齐，心尖部可闻及收缩期杂音，II 级，无传导，双肺底呼吸音减弱，双肺下界位于肩胛线第 8 肋间，腹部膨隆，质地硬，无明显压痛、反跳痛，腹部、背部凹陷性水肿，肝脾触诊不满意，移动性浊音可疑阳性，双下肢中度水肿，扑翼样震颤、踝阵挛阴性。

【辅助检查】

血常规：WBC 6.03×10^9/L，N% 63.80%，PLT 77×10^9/L，HGB 70 g/L。凝血功能：PT 31.6 s，PT% 25%，APTT 56.1 s，TT 23.7 s。肝功能：ALT 13 U/L，AST 40.6 U/L，TBIL 176.1 μmol/L，DBIL 124 μmol/L，γ-GT 14.4 U/L，ALP 127 U/L，ALB 35.7 g/L。血氨：114 μg/dL，HBV-DNA 3.85×10^2 IU/mL。HBsAg、HBeAg、HBcAb 均为阳性。甲状腺功能：FT_3 8.38 pmol/L，FT_4 39.42 pmol/L，TT_4 151 nmol/L，TT_3 2.09 nmol/L，TSH < 0.0025 mIU/L。甲状腺抗体：TG-Ab > 4000 IU/mL，TSHR-Ab > 40 IU/L，TPO-Ab 151.7 IU/mL。丙肝抗体阴性。ANA：1：320。抗核抗体谱阴性（抗 SSA、抗 SSB、抗 Sm、抗 dsDNA）。肝抗原谱阴性（Sp100、gp210、LC1、LKM-1）。IgG 20 g/L，IgA、IgM 均正常。CRP 14 mg/L，PCT 0.3 ng/mL，BNP 1540 pg/mL。

胸腔积液：WBC 583×10^6/L，单核细胞百分数 90.70%，LDH 68 U/L，白蛋白 7 g/L，外观黄色透明。真菌（1-3）-β-D 葡聚糖：56.4 pg/mL。心脏彩超：左心增大（LV 56 mm），三尖瓣反流（中量），肺动脉内径 31 mm，肺动脉高压（中度），肺动脉瓣反流（少量），心包积液少量，LVEF 64%。甲状腺 B 超：甲状腺弥漫性病变。腹部彩超：肝硬化，脾大，门、脾静脉增宽，下腔静脉增宽，腹腔积液（少量），双侧胸腔积液（中量）。胸 CT 平扫：双侧胸腔积液并双肺膨胀不全，心脏增大，胸腹壁水肿。腹部 MRI：肝硬化伴多发结节形成，脾大，少量腹腔积液。腹壁皮下广泛肿胀。

【诊断及诊断依据】

诊断：①乙型肝炎肝硬化失代偿期，慢加亚急性肝衰竭，低蛋白血症，腹腔积液，腹腔感染，胸腔积液合并感染，高氨血症；②甲状腺功能亢进症，甲亢性心脏病，窦性心律，心界向左扩大，心功能Ⅳ级（右心为主）。

诊断依据：患者为青年女性，既往乙型肝炎病史明确，未正规抗病毒治疗，近期出现尿黄、水肿症状后也未及时正规诊治，后出现严重的消化道症状，极度乏力，胆红素迅速上升超过 10 倍正常上限，PTA 低于 40%，符合慢加亚急性肝衰竭。患者于当地住院期间发现甲亢，但未口服治疗甲亢药物，入我院时半卧位，心率 110 次/分，双眼球突出，甲状腺Ⅰ度肿大，心尖部可闻及收缩期杂音Ⅱ级，FT$_3$ 8.38 pmol/L，FT$_4$ 39.42 pmol/L，TSH < 0.0025 mIU/L。心脏彩超：左心增大（LV 56 mm），三尖瓣反流（中量），肺动脉内径 31 mm，肺动脉高压（中度），肺动脉瓣反流（少量），心包积液少量，

LVEF 64%。符合甲状腺功能亢进症，甲亢性心脏病。

【治疗】

入院后给予抗病毒（恩替卡韦 0.5 g，每晚 1 次）、保肝（丁二磺酸腺苷蛋氨酸 2 g，多烯磷脂酰胆碱 465 mg，还原型谷胱甘肽 1.2 g，异甘草酸镁 150 mg，每日各 1 次）、利尿（螺内酯 60 mg，每日 2 次；呋塞米 20 mg，托拉塞米 10 mg，托伐普坦 7.5 mg，每日各 1 次）、间断引流胸腔积液、抗感染（头孢唑肟钠、亚胺培南西司他丁钠、伏立康唑）、抗甲亢药物（甲巯咪唑乳膏外用、普萘洛尔口服）等治疗。监测尿量，每日达 4000 ～ 5000 mL。大约 3 天后患者夜间可平卧位睡眠。入院后第 8 天患者突发心房纤颤，给予地尔硫䓬静脉泵入控制心室率，后规律服用普萘洛尔 10 mg 每日 3 次降低心室率治疗，心率控制在 70 ～ 80 次 / 分。5 月 30 日行人工肝治疗 1 次，治疗过程中出现憋气躁动不安，术后出现昏睡，给予门冬氨酸鸟氨酸、精氨酸、通便等降血氨措施后患者神志转清，考虑到患者耐受性极差，人工肝配合欠佳，未再给予人工肝治疗。6 月 11 日复查 HBV-DNA < 100 IU/mL。

【随访】

经综合治疗后患者黄疸呈下降趋势，随访化验结果见表 21-1。甲状腺功能好转（FT_3、FT_4 正常，但 TSH 仍受抑制），心率控制在 70 次 / 分左右，夜间可平卧入睡。

表 21-1　随访期间患者化验结果动态变化表（2018 年）

检查项	5月16日	5月24日	5月30日	6月7日	6月13日	6月19日	6月25日
PTA（%）	25	22	32	29	31	32	32
TBIL（μmol/L）	176.1	332.3	372.2	441.2	494.1	421.2	323.5
DBIL（μmol/L）	124	213.2	256.3	294.1	346	299.2	250.5
ALP（U/L）	127	133.6	132.5	203.5	189.6	139.6	136.9
FT3（pmol/L）	8.38	7.49	4.44	5.21	3.51	3.2	3.07
FT4（pmol/L）	39.42	39.54	19.27	21.01	14.52	14.01	12.28
TT4（nmol/L）	151	128	66	70	56	49	46
TSH（mIU/L）	< 0.0025	< 0.0025	< 0.0025	< 0.0025	< 0.0025	< 0.0025	< 0.0025
BNP（pg/mL）	1540	1486	942	670	668	931	1003
WBC（×10⁹/L）	6.03	4.74	3.68	8.81	12.07	5.66	5.35
PCT（ng/mL）	0.3	0.14	0.4	0.12	0.24	0.11	-
CRP（mg/L）	14	9	4	3	4	9	8
G 试验	-	-	-	56.4	800	10	-

病例分析

　　本例患者为青年女性，既往存在乙型肝炎肝硬化失代偿期，未规律诊治。此次快速出现亚急性肝衰竭，甲状腺功能亢进症进展迅速，短期内出现甲亢性心脏病、全心功能不全，治疗非常棘手。甲亢合并肝损伤，临床上相当常见，多数表现为肝转氨酶升高，可合并轻、中度黄疸；甲亢性心脏病亦较常见，多见于病程长、控制不佳的患者，心律失常为常见表现。本例患者出现重症甲亢、亚急性肝功能衰竭及严重全心功能不全，病例罕见。

本例患者出现亚急性肝功能衰竭的病因考虑有：①患者存在乙型肝炎肝硬化的病史，肝功能衰竭可能为慢性病毒性肝炎急性发作所致；②甲亢疾病本身可引发肝脏损伤，患者有甲亢，且 FT_3、FT_4 均明显升高，故肝功能衰竭有可能与甲亢所致的肝损伤相关；③患者并发甲亢性心脏病，全心功能不全，导致肝淤血、肝脏缺氧，不能排除肝淤血、肝缺氧引起的肝功能衰竭。综合以上因素，本例患者肝功能衰竭应为多种因素的共同作用，而非单一因素所致。

抗甲亢治疗方面：抗甲状腺药物治疗，主要药物有丙硫氧嘧啶和甲巯咪唑，虽然甲亢好转后，肝功能能够得到改善，但这两种药均可引起肝功能损伤，所以我们在治疗合并乙型肝炎的甲亢患者时对抗甲亢药物的使用非常慎重。该患者存在严重的肝损伤，不能应用药物治疗甲亢，考虑进行 ^{131}I 治疗。有些学者指出：甲亢合并轻度肝损伤，^{131}I 治疗是安全有效的，同时可以避免药物性肝损伤的发生；而对于甲亢合并重症肝损伤患者，^{131}I 治疗需谨慎，有可能出现甲亢危象，造成患者死亡。该患者于 ^{131}I 治疗后胆红素水平进行性加重，考虑与甲状腺素大量释放入血，^{131}I 对肝辐射有关；该患者有甲亢性心脏病合并心衰，导致肝脏淤血，且甲状腺素对肝脏的毒性作用造成肝储备功能降低，引起肝衰竭进而出现肾衰竭、休克、死亡。本例患者采用甲巯咪唑乳膏外用亦取得良好的治疗效果，不过起效较慢，大约 2 周甲状腺功能明显好转，1 个月左右黄疸开始出现下降。

护肝药物治疗方面采用丁二磺酸腺苷蛋氨酸 2 g（1 次 / 日），多烯磷脂酰胆碱 465 mg，异甘草酸镁 150 mg，还原型谷胱甘肽 1.2 g（1 次 / 日），人工肝治疗 1 次，后因患者不能配合治疗，未再次给予人工肝治疗。有文献提出可给予糖皮质激素治疗，其机制可能有以下几个方面。① 糖皮质激素可抑制 T_4 转换为 T_3，减少 TH 对肝脏的直接毒害作用；②甲亢是一种自身免疫性疾病，通过自身免疫机制引起肝功能的损伤，糖皮质激素可有效抑制自身免疫，缓解免疫损伤所致的肝损伤及胆汁淤积，同时还可以升高白细胞，缓解甲亢，短期使用后能有效减轻临床症状，改善肝功能。考虑到该患者合并严重感染，未给予激素治疗。

此外，该患者的免疫指标中，IgG 升高，ANA 1：320，余自身抗体检查阴性，考虑亦不能完全除外自身免疫性疾病。

心功能不全方面治疗：托伐普坦、托拉塞米、螺内酯利尿，减轻前负荷。保证尿量 4000 ～ 5000 mL，同时监测电解质，保证电解质平衡。住院期间患者出现过 1 次房颤，给予地尔硫䓬注射液治疗后房颤转为窦性心律，后给予普萘洛尔控制心率。本例患者在综合治疗后已取得明显治疗效果，黄疸呈下降趋势，甲状腺功能指标好转，一般状况也得到好转，因经济原因中断本院治疗要求回当地医院继续治疗，回家途中死亡，可能与重症感染、甲亢危象引发高热相关（具体不详）。

病例点评

甲状腺疾病与肝脏之间存在密切联系，两者相互作用、相互影响。甲亢对肝脏的影响主要表现在以下几个方面。①长期过多的甲状腺激素在肝脏内代谢，必然会增加肝脏负担，并可能直接对肝脏产生毒性作用；②基础代谢率增加导致肝脏耗氧量增加，但肝脏动脉血流并不增加，造成相对缺氧状态，引起肝细胞尤其是肝小叶中央区域细胞坏死，ALT升高；③由于合成代谢减少而分解代谢亢进，肝糖原、必需氨基酸和维生素消耗过多，造成肝脏营养不良，肝细胞变性坏死，以及肝内胆汁淤积；④临床上80%以上的甲状腺功能亢进症由Graves病引起，与自身免疫因素有关，可发生自身免疫性肝损伤；⑤甲状腺功能亢进症并发心力感染、肾衰竭和休克等也可进一步加重肝脏损伤。肝脏是甲状腺激素代谢的场所，肝脏病变可导致甲状腺激素灭活减少，肝脏合成的甲状腺结合球蛋白减少，血中游离甲状腺素升高。因此，除积极治疗甲亢外，还需结合肝脏的病情及功能状况，进行抗病毒、保肝及营养支持等综合治疗。该病例提示甲巯咪唑乳膏外用在肝衰竭患者中是有效且安全的。

参考文献

1. 卢萍.甲状腺功能亢进症合并肝功能损伤的临床分析及治疗[J].中国现代药物应用，2016，10（23）：141-142.
2. 刘思齐，詹俊，陈慧.甲状腺功能亢进症合并黄疸的临床分析：附6例典型病例报告[J].中华肝脏病杂志，2016，24（7）：537-538.

（窦爱华 张美）

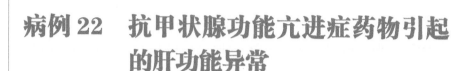
病例 22　抗甲状腺功能亢进症药物引起的肝功能异常

病历摘要

【基本信息】

患者，女，25 岁，主因"心慌、手抖 1 月余，乏力并发现肝功能异常 1 天"入院。患者于 1 个月前无明显诱因出现心慌、手抖，进一步检查提示 FT_3 11.92 pmol/L，TT_3 3.81 nmol/L，FT_4 26.72 pmol/L，TT_4 168.85 nmol/L，TSH 0.001 2 mIU/L，ALT 10.8 U/L，AST 21.7 U/L。血常规：WBC 5.61×10^9/L，N% 51.4%，L% 36.4%，HGB 122 g/L，PLT 247×10^9/L，甲状腺超声提示甲状腺弥漫性肿大，诊断为甲状腺功能亢进症，2 周前开始加用甲巯咪唑 10 mg 每日 2 次口服抗甲亢治疗。经治疗后患者心慌、手抖较前好转，1 天前患者出现乏力、食欲减退，为进一步诊治来我院，查肝功能转氨酶升高，ALT 161.9 U/L。否认高血压史，否认糖尿病病史，否认手术史及过敏史。

【体格检查】

体温 36.5℃，血压 100/70 mmHg，心率 90 次 / 分，呼吸 20 次 / 分，神志清，精神可，肝掌（－），蜘蛛痣（－），皮肤、巩膜无黄染。甲状腺Ⅱ度肿大，无触痛，未触及血管杂音。双肺呼吸音清，未触及干、湿性啰音，心律齐，未触及杂音。腹软，无压痛及反跳痛，肝脾肋下未触及，移动性浊音阴性，双下肢无水肿。

【辅助检查】

血常规：WBC 5.69×10^9/L，N% 43.4%，L% 45%，HGB 136 g/L，PLT 282×10^9/L。肝功能：ALT 161.9 U/L，AST 75.9 U/L，TBIL 14.6 μmol/L，DBIL 2.5 μmol/L，ALB 42.9 g/L。GLB 25.6 g/L，GGT 13.9 U/L，ALP 54.5 U/L。HBsAg（−），HBsAb（＋），HBeAg（−），HBeAb（−），HBcAb（＋），丙型肝炎抗体（−），自身抗体阴性。

【诊断及诊断依据】

诊断：药物性肝损伤、肝细胞损伤型、急性，RUCAM 评分为 6 分（很可能）、严重程度 1 级；甲状腺功能亢进症。

诊断依据：患者为青年女性，急性病程，以心慌、手抖为主要临床表现，查体甲状腺肿大，甲状腺功能提示 FT_3、TT_3、FT_4、TT_4 均升高，TSH 下降，根据症状、体征、辅助检查结果，甲状腺功能亢进症诊断明确。发现甲亢时肝功能正常，开始服用甲巯咪唑抗甲亢治疗，治疗 2 周后出现乏力、食欲减退，化验提示肝功能异常，转氨酶轻度升高，乙型肝炎、丙型肝炎及自身抗体化验未见明显异常，RUCAM 评分为 6 分，考虑肝功能异常为药物性肝损伤（drug-induced liver injury，DILI）可能性大，R 值（ALT/uLN 与 ALP/uLN 比值）=7，考虑为肝细胞损伤型，肝损伤轻度，仅转氨酶升高，总胆红素正常，严重程度为 1 级。

【治疗】

低碘饮食，予以停用甲巯咪唑，改用甘草酸二铵肠溶胶囊

150 mg，每日 3 次口服保肝治疗，门诊定期随访，1 个月后复查肝功能基本正常。

【随访】

患者因顾虑肝损伤不良反应，后选择 ^{131}I 治疗甲亢，于外院应用 ^{131}I 治疗，复查甲状腺功能提示甲状腺功能减退，甲状腺超声提示甲状腺缩小，长期服用左甲状腺素片 50 μg 每日 1 次替代治疗，定期复查甲状腺功能及肝功能稳定。

病例分析

1. 甲亢合并肝损伤的鉴别诊断

结合此例甲亢患者在治疗过程中出现肝功能异常，需注意鉴别常见肝损伤病因如下。

（1）甲亢性肝损伤：甲亢患者机体高代谢水平会引起耗氧量增加，肝细胞供血、供氧不足，导致肝脏受到损伤，肝损伤与甲亢同时出现，患者受损肝功能可随着甲亢恢复而逐渐恢复，此为主要鉴别要点。

（2）病毒性肝炎：可进一步完善甲型肝炎、乙型肝炎、丙型肝炎、戊型肝炎等常见嗜肝病毒感染指标协助诊治。

（3）自身免疫性肝炎：常见于青中年女性，可出现自身抗体及免疫球蛋白升高，可完善相关化验检查协助诊治。

（4）药物性肝损伤：甲亢患者在服用甲巯咪唑及丙硫氧嘧啶等抗甲亢药物时，需考虑药物性肝损伤，评估肝损伤与加用药物先后顺序，进行 RUCAM 评分，停用相关药物后肝损伤若逐渐减轻可作为鉴别要点，必要时病情稳定者可以行肝穿刺检查协助诊治。

2. 药物性肝损伤的诊断标准及分型分度诊断

药物性肝损伤需通过 RUCAM 评分系统协助诊断，该系统通过用药至发病的时间、病程、危险因素、伴随用药、除外其他肝损伤病因、药物既往肝损伤信息、再用药反应 7 个方面进行评分，总评分的意义：＞ 8 分，极可能；6 ～ 8 分，很可能；3 ～ 5 分，可能；1 ～ 2 分，不太可能；≤ 0 分，可排除。按照 R 值（ALT/uLN 与 ALP/uLN 比值）可以分为肝细胞损伤型（R 值＞ 5）、胆汁淤积型（R 值＜ 2）、混合型（2 ＜ R 值＜ 5）3 型。严重程度分级为 6 级：0 级（无肝损伤），患者对暴露药物可耐受，无肝毒性反应；1 级（轻度肝损伤），血清 ALT 和（或）ALP 呈可恢复性升高，TBIL ＜ 2.5 倍正常上限，且 INR ＜ 1.5，有或无乏力、纳差等临床表现；2 级（中度肝损伤），血清 ALT 和（或）ALP 升高，TBIL ≥ 2.5 倍正常上限，或 INR ≥ 1.5，上述症状可有加重；3 级（重度肝损伤），血清 ALT 和（或）ALP 升高，TBIL ≥ 5 倍正常上限，伴或不伴 INR ≥ 1.5，症状进一步加重；4 级（急性肝衰竭），血清 ALT 和（或）ALP 水平升高，TBIL ≥ 10 倍正常上限，INR ≥ 2.0 或 PTA ＜ 40%，可同时出现腹腔积液、肝性脑病或与 DILI 相关的其他器官功能衰竭；5 级（致命），因 DILI 死亡，或需接受肝移植才能存活。完整的药物性肝损伤临床诊断应包括诊断命名、临床类型、病程、RUCAM 评分结果、严重程度分级。比如此例患者完整的诊断需考虑药物性肝损伤、肝细胞损伤型、急性，RUCAM 评分为 6 分（很可能）、严重程度 1 级。

3. 抗甲亢药物出现肝损伤的前兆及处理

患者在出现肝功能损伤时，会伴有黄疸、恶心、呕吐、发热、食欲缺乏等症状，通常患者在出现这些症状时，提示可能存在肝功能异常，轻重程度不一，部分患者可出现严重肝损伤，肝功能衰竭，而轻度肝功能损伤患者经常会无临床表现。因此，为了保证患者抗甲亢药物致肝功能损伤不会发展成为重度肝损伤，在治疗之前和治疗期间，医生要对患者的肝功能进行密切观察，同时嘱咐患者和家属在患者治疗期间出现异常临床症状时，要立即告知医生。当检查出肝功能损伤时，应立即停止可疑用药，避免肝损伤进一步加重，待肝功能稳定后服用其他类型抗甲亢药物或者更换其他甲亢治疗方案，如 ^{131}I 治疗等。

📋 病例点评

甲亢患者在抗甲亢药物治疗后需要密切监测患者症状及肝功能变化，及时发现肝功能异常，并分析肝功能异常可能的病因，警惕抗甲亢药物所致的肝损伤。若考虑药物性肝损伤，需进行 RUCAM 评分协助诊断，并对药物性肝损伤进行详细的分型、分度。根据肝功能恢复情况调整甲亢治疗方案，对反复出现抗甲亢药物相关的肝功能异常者，可选择 ^{131}I 治疗。^{131}I 治疗后容易出现甲状腺功能减退，酌情加用左甲状腺素替代治疗，治疗期间仍需密切随诊甲状腺功能情况及时调整替代治疗用量。

参考文献

1. 钱琦，宣蓉. ^{131}I 和保肝药物联合治疗 Graves 甲亢并发肝损伤的效果研究 [J]. 检验医学与临床，2016，13（1）：68-70.

2. 于乐成，茅益民，陈成伟. 药物性肝损伤诊治指南 [J]. 临床肝胆病杂志，2015，23（11）：1752-1769.

3. 段宏. 抗甲状腺功能亢进症药物致肝功能损伤的临床分析 [J]. 临床合理用药杂志，2014，7（22）：63-64.

4. HEIDARI R，NIKNAHAD H，JAMSHIDZADEH A，et al. Factors affecting drug-induced liver injury: antithyroid drugs as instances[J]. Clin Mol Hepatol, 2014, 20（3）：237-248.

（赵娟）

病例 23 妊娠期合并甲状腺功能亢进症

病历摘要

【基本信息】

患者，女，32 岁，主诉：间断心慌、手抖 3 年，孕 16 周。3 年前无明显诱因出现心慌、手抖，伴有大便次数增多、疲乏无力、怕热多汗，无发热、体重下降等不适，就诊于我院门诊，查甲状腺功能五项：FT_3 5.11pmol/L，TT_3 15.69 nmol/L，FT_4 207.1 pmol/L，TT_4 30.89 nmol/L，TSH 0.008 mIU/L。甲状腺特殊抗体 3 项：甲状腺球蛋白抗体 864.4 IU/mL，促甲状腺素受体抗体 2.32 IU/L，甲状腺过氧化物酶抗体 347.1 IU/mL。肝功能：ALT 67.1 U/L，AST 43.7 U/L，TBIL 13.4 μmol/L，DBIL 3.1 μmol/L。血常规：WBC 14.22×10^9/L，HGB 132 g/L，PLT 282×10^9/L，N% 79.5%。甲状腺 B 超：甲状腺不均质改变。考虑甲状腺功能亢进症。给予丙硫氧嘧啶 450 mg/d 口服治疗。间断复查，根据甲状腺功能调整药物剂量为 300 mg/d，2 年后停药。16 周前因停经于我院就诊，查妊娠反应阳性，门诊定期复查甲状腺功能均在正常范围。此次因再次出现心慌、手抖来院就诊。否认其他系统疾病病史。有甲亢家族史。

【体格检查】

体温 36.4℃，血压 103/73 mmHg，心率 106 次 / 分，呼吸 20 次 / 分。神志清，皮肤、巩膜无黄染。双侧甲状腺弥漫性、对称性肿大，无压痛，未触及血管杂音，心肺查体无异常。腹部隆起，腹软，无压痛、反跳痛，Murphy 征阴性，肝脾未触及，肠鸣音 4 次 / 分，双下肢无水肿。

【辅助检查】

甲状腺系列五项：FT_3 6.75 pmol/L，TT_3 2.69 nmol/L，FT_4 16.02 pmol/L，TT_4 106.47 nmol/L，TSH 0.02 mIU/L。甲状腺特殊抗体 3 项：甲状腺球蛋白抗体 1115 IU/mL，促甲状腺受体抗体 3.3 IU/L，甲状腺过氧化物酶抗体 499.7 IU/mL。甲状腺 B 超：甲状腺回声不均，强弱不等，呈片状偏高及偏低回声区，边界欠清，未见明显占位性病变。

【诊断及诊断依据】

诊断：甲状腺功能亢进症；孕 16 周。

诊断依据：患者为青年女性，有甲亢家族史，停经 16 周，妊娠反应阳性，规律产检。此次因心慌、手抖入院，化验提示甲状腺功能异常，表现为甲亢。妊娠合并甲亢诊断明确。

【治疗】

入院后给予丙硫氧嘧啶 150 mg/d 控制甲亢症状，复查甲状腺功能提示恢复正常，将药物减量至 75 mg/d 后出院。出院后定期检查甲状腺功能，孕 32 周时停药，此后定期复查甲状腺功能均在正常范围之内。

病例分析

甲状腺功能亢进症指的是甲状腺功能出现病变，导致甲状腺激素分泌过多，引发患者全身器官、组织代谢亢进等临床症状的疾病。妊娠期女性属于甲亢高发群体，患者常伴有食量增多、基础代谢率增加、胃热、多汗等症状，影响胎儿成长和发育。目前我国妊娠期甲亢发病率呈现逐年上升态势，部分患者分娩后伴有严重的甲状腺毒症，影响患者产后康复效果。

1. 妊娠期甲状腺激素水平的生理性变化

妊娠期甲状腺激素（TH）分泌受下丘脑－垂体－性腺轴影响。孕 4～6 周时，机体对 TH 需求量开始增加，可导致以下变化：绒毛膜促性腺激素（HCG）分泌增加，甲状腺素结合球蛋白（TBG）分泌增加，胎盘Ⅲ型脱碘酶的活性增强及肾脏对碘的清除率增加。HCG 与促甲状腺激素（TSH）具有相同的 α 和 β 亚单位，在孕早期 HCG 分泌量增加，更多的 HCG 与甲状腺激素受体结合，导致 TH 的分泌量增加，引起高代谢，被称为"妊娠期一过性甲状腺毒症"。同时，在妊娠期雌激素作用下，TBG 分泌增加，妊娠期孕妇的血清 TBG 水平是非妊娠期的 1.5～2 倍。另外，在妊娠晚期，孕妇体内Ⅲ型 5' 脱碘酶水平随着胎盘增长而升高，其生理作用是使 T_4 转化成反 T_3，导致 TH 增多。孕产妇对 TH 需求量及肾脏对 TH 清除率也相应增加，而甲状腺需要摄取碘合成 TH，随着 TH 清除率增加，应及时调整孕妇每日摄碘量。正常情况下，成人每日摄碘量应为 100～150 μg，对于孕妇来说，每日摄碘量应为 200～300 μg。

2. 妊娠期甲亢对妊娠结局的影响

妊娠期甲亢，95% 为毒性弥漫性甲状腺肿（Graves 病），大多数妊娠期甲亢继发于高 HCG。妊娠合并甲亢的孕产妇由于分泌的 TH 增加，可促进肾素－血管紧张素－醛固酮系统及交感－去甲肾上腺素系统的分泌增加，引起流产、早产、妊娠期高血压疾病及甲亢危象等。同时，过多的 TH 使机体处于高代谢状态，负氮平衡及体内 ATP 储存不足会影响胎盘正常功能，导致胎儿生长受限、胎儿窘迫、死胎等不良结局。妊娠期甲亢患者早期发生自然流产和晚期发生死胎流产较为常见。孕早期对甲亢进行甲状腺药物治疗的孕产妇和甲亢控制良好的孕产妇，其早产和低体重儿发病率分别为 9.1% 和 6.1%；孕晚期进行甲亢干预治疗的孕产妇，其早产和低体重儿发病率分别为 63.6% 及 36.4%。因此，在孕早期及时发现和治疗甲亢，可明显改善妊娠不良结局。胎儿 3 个月以后甲状腺功能会逐渐建立，3 个月之前胎儿所需的甲状腺激素由母体提供，所以孕早期孕妇甲状腺功能出现减退或亢进均会对胎儿的发育造成影响，甚至增加妊娠不良结局的风险，提高流产、早产、新生儿呼吸窘迫等发生率，并且可能会影响胎儿的智力发育。甲状腺自身抗体具有破坏甲状腺组织的作用，能够通过胎盘影响胎儿发育，从而影响孕妇和胎儿的甲状腺激素合成、分泌。

3. 妊娠期甲亢的治疗

对妊娠合并甲亢患者可将丙硫氧嘧啶作为首选治疗药物。丙硫氧嘧啶属于硫脲类抗甲状腺药物，该药物可以促使甲状腺素合成受到有效抑制。丙硫氧嘧啶的作用机制主要是使甲状腺内过氧化物酶受抑制，令摄入至甲状腺内碘化物氧化、酪氨酸之间的偶联受阻，从而实现 T_4 与碘塞罗宁合成受阻，而储存甲状腺激素释放不受影响，待患者体内已有甲状腺素消除及循环中浓度降低，方可发生临床作用，一般需 3 ～ 4 周治疗后才能够发挥疗效，明显改善患者甲状腺亢进症状。不良反应包括皮疹及皮肤瘙痒。另外，需要注意的是，使用本药品前禁止使

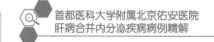

用碘剂。若长期服用丙硫氧嘧啶治疗，可对患者肝功能造成损伤，不利于胎儿正常生长发育，临床分析发现，给予妊娠合并甲亢患者常规剂量丙硫氧嘧啶治疗，安全性不高，因此，临床上提出了低剂量丙硫氧嘧啶治疗，获得了理想效果，安全性较高，患者肝损伤明显降低，可获得良好妊娠结局。

病例点评

　　甲亢即体内甲状腺激素升高使体内循环、神经、消化等系统兴奋性增强与代谢亢进的内分泌疾病。因妊娠期孕妇各种内分泌腺与机体器官系统会出现一系列生理变化，可能导致病情急剧恶化，产生甲状腺危象或其他器官衰竭，因而需加强病情监测与护理，积极预防各种并发症。若未能对患者及时实施对症治疗，可对母体及胎儿生命健康造成威胁。妊娠合并甲亢患者低剂量口服丙硫氧嘧啶治疗的效果确切，有助于患者改善甲状腺功能，优化妊娠结局，确保母婴健康。

参考文献

1. 杨媛嘉，王冬梅. 妊娠合并甲状腺功能亢进症对妊娠结局的影响 [J]. 实用临床医学，2017，18（1）：50-51.

2. 时娟娟，蔺莉. 妊娠合并甲状腺功能异常的相关问题研究 [J]. 中国全科医学，2015，14（2）：113-115.

3. 梁萍，俞镒妃. 丙硫氧嘧啶对甲亢合并妊娠患者甲状腺功能及肝功能的影响 [J]. 中国生化药物杂志，2016，36（2）：102-104.

（杨雪）

病例 24　妊娠期合并甲状腺功能减退

病历摘要

【基本信息】

患者，女，26 岁，主因"甲状腺肿大 1 月余"入院。患者于半年前无明显病因体重增加 20 kg（3 个月）、双侧眼睑水肿、便秘，不伴月经紊乱、记忆力减退，未就诊。患者孕 8 周，近 1 个月来自觉甲状腺进行性肿大，不伴疼痛，为求进一步诊治就诊于我院内分泌科。行颈部超声示：甲状腺弥漫性增生，结节。化验检查结果：TSH 1.39 IU/mL，FT$_3$ 2.5 pg/mL，FT$_4$ 1.08 ng/dL，抗甲状腺过氧化物酶抗体（TPO-Ab）28.24 U/mL，抗甲状腺球蛋白抗体（TG-Ab）241.12 U/mL。患者自发病以来，精神食欲可，睡眠可，大小便未见明显异常，体重明显增加。

否认肝炎、结核及其他传染病病史及接触史，否认糖尿病、高血压、冠心病、肾脏病病史，预防接种史不详，否认重大外伤及手术史，否认输血史，否认食物、药物过敏史。

【体格检查】

体温 36.8 ℃，心率 100 次 / 分，呼吸 20 次 / 分，血压 120/86 mmHg，发育正常，营养良好，意识清晰，无急慢性病容，表情自然，自主体位，步入病房，查体合作。双侧眼睑水肿，皮肤略干燥粗糙，黏膜正常，全身淋巴结无肿大，心肺无

137

异常。腹部平软，肝脾未触及、无压痛，移动性浊音阴性，双下肢无水肿。

【辅助检查】

血常规正常；尿常规正常；便常规正常。颈部超声可见甲状腺弥漫性增生，结节。

【诊断及诊断依据】

诊断：妊娠合并甲状腺功能减退。

诊断依据：患者为孕期女性，慢性起病，无明显病因体重增加、眼睑水肿、便秘；行超声检查：甲状腺弥漫性增生、结节；实验室检查示 TSH 正常，TG-Ab 高于正常值上限。考虑为妊娠合并甲状腺功能减退。

【鉴别诊断】

（1）慢性肾炎、肾病综合征：临床表现似黏液性水肿，特别是由于甲状腺结合球蛋白减少，血 T_3、T_4 均减少，尿蛋白可为阳性，血浆胆固醇也可增高，易误诊为甲状腺功能减退（简称"甲减"）。该患者尿液正常，血压不高，肾功能正常，故除外该病。

（2）肥胖症：此类患者因伴有不同程度的水肿，BMI 偏低，而易误诊为甲减，但 T_3、T_4、TSH 均正常，故排除该病。

（3）肾性水肿：有肾脏疾病病史，可伴有蛋白尿、低蛋白血症、管型尿、血尿、高血压等。

（4）特发性水肿：女性患者可与月经周期和更年期有关，多在立位活动后或下午出现足、踝、胫前凹陷性水肿，并有一些患者出现晨间眼睑、颜面部水肿，上肢远端肿胀，常伴尿少，临床上无器质性疾病证据。患者甲状腺功能异常，甲状腺结节，暂不考虑该病。

【治疗】

治疗方案：左甲状腺素（L-T_4），起始剂量 25 μg/d，每日一次口服，每 4 周复查，每次增加 25 μg，直至 75 μg。甲状腺功能减退的症状和体征消失，TSH、TT_4、FT_4 值维持在正常范围。

【随访】

随访结果见表 24-1。

表 24-1　随访期间甲状腺功能动态变化

复查结果	初诊	1个月	2个月	3个月	4个月	5个月	6个月	7个月
TSH（mIU/L）	1.39	0.82	0.71	0.7	0.33	0.46	0.93	0.81
T_3（pg/mL）	2.5	2.61	2.53	2.33	2.34	2.31	1.89	2.17
T_4（ng/dL）	1.08	1.24	1.2	1.28	1.27	1.23	1.07	1.15

病例分析

患者，女，孕 8 周，无明显诱因体重增加，双侧眼睑水肿。查体皮肤略干燥、粗糙，黏膜正常；实验室检查提示 TG-Ab 增高，甲状腺结节，考虑妊娠合并甲状腺功能减退。结合相关实验室检查，血清 TSH 增高，FT_4 和 TT_4 正常或降低。可明确诊断为妊娠合并甲状腺功能减退。治疗上给予 L-T_4 为首选替代治疗药物，治疗后患者甲状腺功能恢复正常，治疗效果好。有关甲状腺功能减退的诊断，可参考以下思路，见图 24-1。

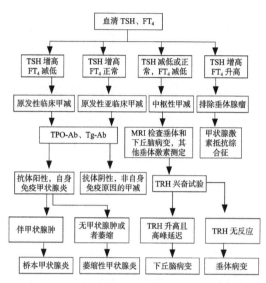

图 24-1　甲状腺功能减退症诊断思路

病例点评

　　该病发病隐匿，病程较长，不少患者缺乏特异症状和体征。症状主要表现为代谢率降低和交感神经兴奋性下降，病情轻的早期患者可以没有特异症状。典型患者可表现为畏寒、乏力、手足肿胀感、嗜睡、记忆力减退、少汗、关节疼痛、体重增加、便秘、女性月经紊乱或者月经过多、不孕。典型患者还可有表情呆滞、反应迟钝、声音嘶哑、听力障碍、面色苍白、颜面和（或）眼睑水肿、唇厚舌大、常有齿痕、皮肤干燥粗糙、脱皮屑、皮肤温度低、水肿、手脚掌皮肤可呈姜黄色、毛发稀疏干燥、跟腱反射时间延长、脉率缓慢。少数病例出现胫前黏液性水肿。该病累及心脏可以出现心包积液和心力衰竭。重症患者可以发生黏液性水肿昏迷。

　　指南推荐：妊娠期甲减必须接受治疗。

　　（1）L-T$_4$ 为首选替代治疗药物。

（2）甲减替代治疗药物的剂量取决于患者的病情、年龄、体重，要个体化。

（3）既往患有甲减或亚临床甲减的育龄妇女计划妊娠，调整 L-T$_4$ 剂量，使 TSH 在正常范围，最好给予 TSH < 2.5 mIU/L 再妊娠。

（4）妊娠期诊断的临床甲减应立即给予 L-T$_4$ 足量治疗，使 TSH 尽快达标。

（5）妊娠期甲减和亚临床甲减治疗的血清 TSH 目标：T$_1$ 期 0.1 ～ 2.5 mIU/L，T$_2$ 期 0.2 ～ 3.0 mIU/L，T$_3$ 期 0.3 ～ 3.0 mIU/L。

（6）血清 TSH 和 FT$_4$ / TT$_4$ 应在妊娠前半期每 4 周监测一次，TSH 平稳可以延长至每 6 周一次。

（7）妊娠期亚临床甲减女性，TSH >正常参考范围上限，不考虑 TPO-Ab 是否阳性，应开始使用 L-T$_4$ 治疗。

（8）临床甲减患者产后 L-T$_4$ 剂量恢复到妊娠前水平，妊娠期诊断的亚临床甲减患者产后可以停用 L-T$_4$，均需在产后 6 周复查甲状腺功能及抗体。

（9）妊娠期临床甲减损伤后代的神经智力发育，增加早产、流产、低体重儿、死胎和妊娠高血压等风险，必须给予治疗。

参考文献

1. ALEXANDER E K, PEARCE E N, BRENT G A, et al. 2017 Guidelines of the American Thyroid Association for the diagnosis and management of thyroid disease during pregnancy and the postpartum[J]. Thyroid，2017，27（3）：315-389.
2. 中华医学会内分泌学分会 . 成人甲状腺功能减退症诊治指南 [J]. 中华内分泌代谢杂志，2017，33（2）：167-180.

（刘梅　刘叶莹　黄雪莹）

病例 25　妊娠期亚临床甲状腺功能减退

病历摘要

【基本信息】

患者，女，37 岁，G_2P_1，主诉：停经 12 周，发现甲状腺功能异常 1 天。

现病史：患者妊娠 12 周产检发现甲状腺功能异常，FT_3 4.11 pmol/L（2.63 ～ 5.70 pmol/L），FT_4 12.95 pmol/L（9.01 ～ 19.05 pmol/L），TSH 4.59 mIU/L（0.35 ～ 4.95 mIU/L）。患者无乏力、食欲缺乏、怕冷等不适。

既往史：体健，无不良妊娠史，否认甲状腺疾病史及手术史，碘摄入充足，否认甲状腺疾病家族史。

【体格检查】

体温 36.7 ℃，呼吸 22 次 / 分，血压 120/80 mmHg，神志清，甲状腺未触及肿大。

【辅助检查】

甲状腺抗体：TPO-Ab 阴性，Tg-Ab 阴性，TR-Ab 阴性，甲状腺超声未见异常。肝功能、血常规均正常。

【诊断】

妊娠期亚临床甲减。

【治疗及随访】

给予 $L-T_4$ 25 μg，每日 1 次口服，1 个月后复查：FT_3 4.49 pmol/L，

FT$_4$ 10.67 pmol/L，TSH 1.39 mIU/L，L-T$_4$ 继续原剂量口服，直至分娩，每月复查 TSH 均小于 3.0 mIU/L，胎儿足月顺产，生长发育正常。

病例分析

首先，要明确妊娠期甲减的诊断。由于妊娠期有很多生理性改变，导致 TSH 的正常范围不同于非妊娠期，妊娠期血清 TSH 值均低于非妊娠期水平。2017 年美国甲状腺学会（American Thyroid Association，ATA）《妊娠及产后甲状腺疾病诊治指南》推荐建立不同人群不同妊娠时期 TSH 的参考值范围：当血清 TSH 值超过妊娠期参考值范围上限时，定义为妊娠期甲减。其中当血清 TSH 超过正常参考值上限且 FT$_4$ 低于正常参考值范围下限时，定义为妊娠期临床甲减；当血清 TSH 超过正常参考值范围上限而 FT$_4$ 正常时，定义为妊娠期亚临床甲减。当 TSH 正常，FT$_4$ 低于正常参考值范围第 2.5～第 5 个百分位时，定义为单纯低甲状腺素血症。如果无法建立 TSH 特异性参考值范围，建议将妊娠早期 TSH 的参考值上限定为 4.0 mIU/L。我国尚无特异性参考值范围，此患者 TSH 4.59 mIU/L，已超过 4.0 mIU/L，故诊断为妊娠期亚临床甲减。

关于妊娠期亚临床甲减的治疗，大量前瞻性及回顾性研究表明妊娠期间 TSH 轻度上升伴 TPO-Ab 阳性与妊娠不良结局相关。因此，2017 年 ATA 指南建议：当血清 TSH 值大于妊娠特异性参考值范围上限并伴 TPO-Ab 阳性时，推荐 L-T$_4$ 治疗（强烈推荐，中等质量证据）；当 TSH 介于参考值范围上限和

143

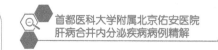
10 mIU/L 之间，伴 TPO-Ab 阴性时，考虑 L-T₄ 治疗（弱推荐，低质量证据）；当 TPO-Ab 阴性、TSH 值＞ 10 mIU/L 时，推荐 L-T₄ 治疗（强烈推荐，低质量证据）；对于 TSH 介于 2.5 mIU/L 和参考值范围上限的妊娠妇女，既往有不良妊娠史或甲状腺自身抗体阳性，考虑 L-T₄ 治疗；如不治疗，需监测甲状腺功能。该患者给予 L-T₄ 治疗，符合指南要求。

病例点评

无论内分泌科还是妇产科医师，都应了解妊娠期甲减及亚临床甲减的诊断标准不同于普通人群。因为即使是妊娠期亚临床甲减也可能增加自发流产、早产、胎儿宫内发育迟缓、胎盘早剥等妊娠不良结局的发生，对后代神经智力的发育也可能存在不良影响。在妊娠早期及时发现与治疗妊娠期亚临床甲减可有效地改善母婴预后。

TSH 上限切点值是影响妊娠期亚临床甲减诊断的主要因素，建议各地区建立妊娠期特异性甲状腺功能参考值范围，以利于妊娠期亚临床甲减的正确诊断。对于尚未建立妊娠期特异性甲状腺功能参考值的地区，2017 年 ATA 指南推荐 4.0 mIU/L 作为妊娠早期 TSH 参考值范围上限，灵敏度与特异度均高。

此外，FT₄ 在妊娠早期较试剂盒的参考值范围明显升高，随着孕期的增加，FT₄ 逐渐下降；TT₄ 在妊娠早期较试剂盒的参考值范围升高，并在妊娠中期达峰值，晚期较中期下降。其原因为：①妊娠早期胎盘分泌的人绒毛膜促性腺激素（HCG）竞争性结合甲状腺滤泡上皮 TSH 受体，使 FT₄ 在妊娠早期升高；妊娠中晚期随着 HCG 的下降，FT_4 逐渐下降。②妊娠期雌激素水平升高，在雌激素刺激下，甲状腺激素结合球蛋白（TBG）合成增加、清除减少，使血清 TT_4 水平升高；TBG、TT_4 水平从妊娠 7 周开始增加，妊娠 16 周达到顶峰，约为非妊娠期的 1.5 倍，在妊娠晚期由于胎盘脱碘酶活性的增加，血容量增加、血液稀释，使 TT_4 有所下降。

参考文献

1. 杜静，蔺莉，李智，等．不同促甲状腺激素切点值对妊娠早期亚临床甲状腺功能减退症诊断的影响 [J]．中华医学杂志，2019，99（2）：120-123.

2. ALEXANDER E K，PEARCE E N，BRENT G A，et a1. 2017 Guidelines of the American Thyroid Association for the diagnosis and management of thyroid disease during pregnancy and the postpartum[J]. Thyroid，2017，27（3）：315-389.

（惠威）

病例 26　肝病合并低 T_3 综合征

病历摘要

【基本信息】

患者，男，46 岁，主诉：肝病史 20 余年，肝癌 1 年，间断腹胀 8 个月，加重 20 天。20 年前体检时发现乙型肝炎表面抗原阳性，肝功能正常。无发热、恶心、呕吐、腹胀、腹痛及皮肤、巩膜黄染等不适，未规律随诊治疗。1 年前因后背痛、乏力、消瘦就诊于当地医院，查腹部超声肝右叶局部回声减低，范围约 7.6 cm×6.0 cm，边界不清，形态欠规则，考虑恶性可能性大。进一步查腹部增强 CT 提示原发性肝癌（右）伴门静脉癌栓。遂就诊于上海某医院行 2 次肝动脉导管栓塞术（transarterial chemoembolization，TACE）治疗，并开始恩替卡韦抗病毒治疗。后针对肝脏病灶及门静脉癌栓共行放疗 25 次。8 个月前出现腹胀，腹部 B 超提示腹腔积液（大量），间断服用螺内酯、呋塞米治疗。6 个月前开始服用靶向药物索拉非尼抗肿瘤治疗，后腹胀逐渐加重，伴腹痛，遂停用索拉非尼，并就诊于北京某医院查腹部 MRI 提示：肝占位治疗后改变，肝内病变部分坏死，仍见多发活性病变，伴门脉右支栓子形成，门脉海绵样变，铁过载，肝硬化，脾大，腹腔积液，食管及胃底静脉曲张，附脐静脉开放，余动脉期肝内异常强化影，考虑异常灌注。进一步行 PET-CT 检查示：肝占位治疗后改变，肝右叶近肝顶高代谢结节，考虑活性病灶，双肺多发高代谢结节，考虑转移瘤可能。再次行 TACE 治疗。随后服用中药、针灸、拔罐等治疗，效果不佳，期间无发热、腹痛等不适。20 天前患者出现腹胀加重，尿量减少，间断服用螺内酯、呋塞米治疗，症状无明显缓解。遂来我院就诊。既往高血压史 10 年，血压最高 180/120 mmHg，未规律用药，目前血压正常。糖尿病病史 5 年，未用药，通过饮食、运动控制。11 年前因右眼角膜营养不良，行角膜移植手术。否认其他系统疾病病史；有吸烟史，吸烟 30 年，日均吸烟 20 支；有饮酒史，主要饮啤酒，平均 5 ～ 6 瓶 / 次，3 ～ 4 次 / 周，戒酒 1 年。

【体格检查】

体温 36.4℃，血压 103/73 mmHg，心率 100 次 / 分，呼吸 20 次 / 分。神志清，面色晦暗，皮肤、巩膜轻度黄染，肝掌阳性，前胸可见数枚蜘蛛痣，浅表淋巴结未触及肿大。右肺呼吸音低，双肺未触及干、湿性啰音，心律齐。腹部隆起，腹壁可见静脉曲张，腹软，右下腹压痛、反跳痛，Murphy 征阴性，肝脾未触及，移动性浊音阳性，腹腔积液大量，无肝区叩痛，肝上界位于右锁骨中线第 5 肋间，肠鸣音 4 次 / 分，双下肢轻度水肿。

【辅助检查】

血常规：WBC 4.12×10^9/L，HGB 99 g/L，PLT 82×10^9/L，N% 77.9%。肝功能 + 血生化：ALT 15.8 U/L，AST 26.8 U/L，TBIL 37.7 μmol/L，DBIL 19.5 μmol/L，白蛋白 29.9 g/L，钠 131.3 mmol/L，氯 96.6 mmol/L，降钙素原 0.24 ng/mL，乙肝五项：HBsAg（+），HBsAb（−），HBeAg（−），HBeAb（+），HBcAb（+）。（国产）乙型肝炎病毒核糖核酸定量 < 100

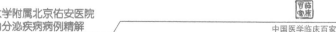
IU/mL。甲状腺系列五项：FT_3 2.62 pmol/L，TT_3 0.58 nmol/L，FT_4 14.03 pmol/L，TT_4 69.14 nmol/L，TSH 3.38 mIU/L。腹部增强 CT：肝脏介入术后改变，肝右叶近膈顶部残余病灶，肝左叶新发病灶可能，肝硬化，脾大，侧支循环形成，大量腹腔积液，门脉栓子，脾内高密度影，请结合临床，胆囊胆汁淤积可能，双肺多发转移可能性大。

【诊断及诊断依据】

诊断：乙型＋酒精性肝炎肝硬化失代偿期；腹腔积液大量，腹腔感染；脾功能亢进；原发性肝癌，肝功能导管栓塞术后，放疗术后，双肺转移可能；低 T_3 综合征；高血压 3 级，很高危；2 型糖尿病；右眼角膜移植术后。

诊断依据：患者为中年男性，既往明确诊断为 2 型糖尿病、高血压、右眼角膜移植术后，乙型肝炎病史 20 年，未规律诊治。肝癌病史 1 年，先后行介入及放疗术，近期复查可见新发病灶，肺转移。近期出现腹胀，腹部 B 超提示大量腹腔积液，查体慢性肝病体征阳性，腹部压痛，移动性浊音阳性，双下肢水肿。化验提示甲状腺功能异常，表现为 FT_3、TT_3 明显低于正常，低 T_3 综合征诊断明确。

【治疗】

入院后完善相关检查，给予恩替卡韦抗病毒，比阿培南抗感染、保肝、利尿、补充白蛋白治疗。患者腹腔积液大量，予以腹腔置管引流腹腔积液缓解腹胀症状。化验提示乙型肝炎病毒定量（进口试剂）仍阳性，故将抗病毒药物调整为丙酚替诺福韦，经治疗后，病情好转出院。

病例分析

　　低 T_3 综合征又称非甲状腺疾病综合征，是以甲状腺激素代谢紊乱和非甲状腺功能疾病为特征，血清学以 TT_3、FT_3 减少，TT_4、FT_4 及 TSH 水平正常或下降，反 T_3 水平升高为特征的一组疾病。任何原发疾病影响到下丘脑－垂体－甲状腺轴、甲状腺结合蛋白、组织对甲状腺激素的摄取，以及甲状腺激素代谢等环节，均可致低 T_3 综合征发生。

　　1. 肝病患者发生低 T_3 综合征机制

　　脱碘酶是一组能够促进甲状腺激素激活或者灭活的氧化还原酶。其主要有 3 种，分别为 Ⅰ 型碘化甲状腺原氨酸 5' 脱碘酶（D_1）、Ⅱ 型碘化甲状腺原氨酸 5' 脱碘酶（D_2）及 Ⅲ 型碘化甲状腺原氨酸 5' 脱碘酶（D_3）。通常情况下，T_4 经 D_1、D_2 脱碘生成 T_3，D_3 的主要作用是对甲状腺激素起灭活作用。目前认为脱碘酶活性受到抑制是低 T_3 综合征最可能的发生机制。D_1 主要存在于肝脏中，且肝脏能够合成甲状腺结合蛋白，因此，肝脏在甲状腺激素合成、转运中起到重要作用。肝功能障碍时，甲状腺代谢也因此可出现异常。对肝病患者甲状腺功能进行相关分析，结果发现在急性肝炎及慢性活动性肝炎患者中，常以高 T_4 综合征为主要表现，而在肝硬化患者，包括代偿期及失代偿期，常表现为低 T_3 综合征。既往在慢性重型肝炎患者中也有过类似报道。关于肝病患者发生低 T_3 综合征的机制目前认为主要有以下几点：① T_4 在外周组织中脱碘代谢转化异常，这是最直接原因；②血浆甲状腺结合球蛋白浓度改变及存在甲状腺激素抑制因子；③下丘脑－垂体功能障碍，

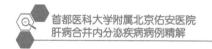
血氨升高、多巴胺类物质减少可使促 TSH 升高；④稀释性低 T_3、T_4 血症，特别见于肝硬化腹腔积液患者；⑤细胞水平升高，T_3 与靶细胞核受体结合是产生效应的起始环节，肝硬化患者外周血淋巴细胞核 T_3 受体数量明显增高，有利于 T_3 在细胞核内堆积，维持正常代谢，避免出现甲状腺功能减退症状。

2. 肝病患者发生低 T_3 综合征临床意义

甲状腺激素对人体能量、三大营养物质代谢及水电解质平衡具有重要的调节作用。众所周知，肝病患者普遍存在能量—蛋白营养不良，且与预后相关。既往有研究表明，肝病合并低 T_3 综合征时，可以通过降低细胞内基础代谢，减少热量需求，从而达到保护肝细胞的作用。在血循环中大部分甲状腺激素以结合形式存在，血浆中与甲状腺激素结合的蛋白有甲状腺结合球蛋白、甲状腺结合前白蛋白和白蛋白，终末期肝病患者常常由于肝脏合成能力下降，出现低蛋白血症，甲状腺激素会进一步减少，出现低 T_3 综合征；反之，低 T_3 综合征加重低蛋白血症，进而增加营养不良风险。

3. 低 T_3 综合征预后

研究发现对肝硬化患者进行甲状腺功能检测，低 T_3 发生率为 72%，且 Child-Pugh B、Child-Pugh C 级患者发生低 T_3 综合征的概率明显高于 Child-Pugh A 级者，这提示甲状腺激素水平与疾病严重程度相关。国外一项研究发现严重肝脏疾病 MELD 评分 > 18，在肝移植术前，大部分患者存在低 T_3 综合征，经过肝移植后，甲状腺激素均恢复正常，这提示甲状腺激素对终末期肝病患者的预后具有监测作用，且肝病患者甲状腺激素水平回升愈早预后愈佳，回升慢则预示病情加重或肝脏病理改变或纤维组织增生加快且难以逆转。此外，肿瘤患者发生低 T_3 综合征，其中位生存期可能会缩短。由此可见，甲状腺激素水平与肝病患者预后相关，对慢性肝病患者的甲状腺激素水平进行监测，可以更好地评估其病情及预后。

病例点评

　　该患者为乙型肝炎相关肝癌伴多处转移，处于肿瘤终末期，化验提示低 T_3 综合征，其预后极差。近些年关于低 T_3 综合征的研究取得了一些进展，但其发生机制尚未阐明，且对低 T_3 综合征是否采取干预，一直存在争议。既往研究认为，低 T_3 综合征主要通过减少肝细胞基础代谢及能量需求，进而达到保护肝脏、节约蛋白的作用。因此，外源性补充甲状腺激素可能破坏上述保护机制。但近年有文献报道，小剂量补充甲状腺激素可以改善肝硬化患者胃肠道反应，消除腹胀，增加食欲等。目前关于慢性肝病患者与低 T_3 综合征之间的关系尚未阐明，且相关研究报道甚少，因此，慢性肝病合并低 T_3 综合征患者仍需以原发疾病治疗为主。

参考文献

1. 韩冬霞，孟庆华．慢性肝病患者低 T_3 综合征研究进展 [J]. 中华传染病杂志，2016，34（12）：750-752.

2. 刘涛，彭亮，侯彦强．非甲状腺疾病综合征的研究进展 [J]. 中华临床医师杂志（电子版），2013，（8）：3546-3548.

3. 于志强，孙拂晓，张爱英，等．肝硬化患者血清甲状腺素水平变化的研究 [J]. 当代医学，2008，14（23）：76-77.

（杨雪）

病例27　慢性乙型肝炎应用干扰素治疗后甲状腺功能亢进症

病历摘要

【基本信息】

患者，女，25岁，主因"乙型肝炎表面抗原阳性10年，乏力、恶心2周"收入院。患者于10年前体检时发现乙型肝炎表面抗原阳性，肝功能正常，未诊治。2周前无明显诱因出现乏力、恶心，未呕吐，食欲下降，进食量减少一半，无发热、腹痛及皮肤、巩膜黄染等不适。患者于外院就诊，化验显示肝功能异常：ALT 1182 U/L，AST 511 U/L，TBIL 27 μmol/L。乙肝功能检查：HBsAg（+）、HBeAg（+）、HBcAb（+），为进一步诊治收入院。

既往史：否认高血压及糖尿病病史，否认甲状腺功能亢进症或甲状腺功能减退病史，否认手术及输血史，否认饮酒史，否认过敏史，已婚未育。

【体格检查】

体温36.3℃，血压100/60 mmHg，心率75次/分，呼吸20次/分，神志清，精神可，肝掌（+），蜘蛛痣（−），全身浅表淋巴结未触及肿大，皮肤、巩膜无黄染。双肺呼吸音清，未触及干、湿性啰音，心律齐，未触及杂音。腹软，无压痛及反

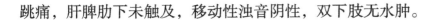

跳痛，肝脾肋下未触及，移动性浊音阴性，双下肢无水肿。

【辅助检查】

血常规：WBC 5.2×10^9/L，PLT 152×10^9/L，HGB 140 g/L。肝功能 ALT 478 U/L，AST 234 U/L，TBIL 22.8 μmol/L，DBIL 6 μmol/L，ALB 40.0 g/L。凝血酶原活动度 PTA 90%，HBV-DNA 2.6×10^6 IU/mL。甲胎蛋白 30.46 ng/mL，甲型肝炎抗体（－），戊型肝炎抗体（－），丙型肝炎抗体（－），自身抗体 ANA 阴性，甲状腺功能正常，甲状腺相关抗体阴性。腹部超声：弥漫性肝病表现，脾厚 43 mm。胸片及心电图未见异常。

【诊断及诊断依据】

诊断：病毒性肝炎（乙型、慢性、中度）。

诊断依据：患者为青年女性，慢性病程急性加重，既往明确乙型肝炎病史 10 年，此次急性起病，以乏力、恶心为主要临床表现，化验肝功能异常，转氨酶升高，化验除外甲肝、丙肝、戊肝等其他嗜肝病毒感染，考虑病毒性肝炎（乙型、慢性、中度），诊断明确。

【治疗】

入院后予以甘草酸制剂保肝对症治疗，向患者告知病情及签署知情同意书后，加用聚乙二醇干扰素 α-2b 80 μg 皮下注射，每周 1 次，定期监测肝功能、血常规、乙型肝炎病毒定量等指标变化，详见表 27-1。

表 27-1　应用干扰素后化验指标变化

时间	HBsAg （IU/mL）	HBeAg （S/CO）	HBcAb （S/CO）	HBV-DNA （IU/mL）	ALT （U/L）
基线	171.1	535.9	2.29	2.6×10^6	487
治疗 4 周	409.3	119.4	2.11	1.54×10^4	165
治疗 12 周	298	12.3	2.10	2.08×10^4	64

患者干扰素治疗 12 周后出现烦躁、心悸，化验甲状腺功能提示 FT_3 4.2 pg/mL（正常值 2.5 ～ 3.9 pg/mL），FT_4 0.97 μg/dL（正常值 0.61 ～ 1.12 μg/dL），TSH 0.02 μIU/mL，甲状腺相关抗体包括促甲状腺素受体抗体（TR-Ab）、抗甲状腺过氧化酶抗体（TPO-Ab）、抗甲状腺球蛋白抗体（TG-Ab）均阴性，提示甲状腺功能亢进症。甲状腺超声提示甲状腺肿大，于外院行甲状腺穿刺，病理提示急性甲状腺炎，未用抗甲亢药物，继续干扰素治疗。每 2 周复查甲状腺功能，6 周后心悸症状改善，甲状腺功能恢复正常。

【随访】

患者出院后定期门诊随诊，间断复查肝功能基本正常，每 3 个月复查甲状腺功能均正常。治疗 16 周后乙型肝炎病毒定量转阴，治疗 48 周后停药，间断复查乙型肝炎病毒定量阴性。

病例分析

1. 慢性乙型肝炎适用干扰素治疗人群

2015 版慢性乙型肝炎防治指南提出，HBeAg 阳性的慢性乙型肝炎患者接受干扰素治疗时疗效预测因素为 HBV-DNA

笔记

< 2108 IU/mL，高 ALT 水平，基因型为 A 型或 B 型，基线低 HBsAg 水平，肝组织炎症坏死 G2 以上。HBeAg 阴性慢性乙型肝炎患者尚无有效的治疗前预测病毒学应答的因素。在有抗病毒指征的患者中，相对年轻的患者（包括青少年患者）、希望近年内生育的患者、期望短期完成治疗的患者和初次接受抗病毒治疗的患者，可优先考虑长效干扰素（Peg-IFN）治疗。本例患者为青年女性，HBeAg 阳性初治，处于免疫清除期，已婚未育，有生育需求，患者对治疗的期望值高，认知度高，依从性好，期待临床治愈目标，故适宜选择有明确治疗终点的干扰素。

2. 干扰素治疗前注意事项

仔细询问病史，了解患者有无自身免疫性疾病或家族史，特别是女性患者及甲状腺自身抗体阳性者，应用干扰素前检测自身抗体及监测抗体滴度、FT$_3$、FT$_4$、TSH 等项目。对于既往有甲状腺病史的患者，临床医师应密切观察患者的症状，定期复查甲状腺功能；但是目前认为原有甲亢患者特别是 TR-Ab 阳性者不适宜使用干扰素治疗，因为可能诱发 Graves 病。

3. 干扰素治疗后出现甲状腺功能异常的危险因素

既往研究显示，女性、潜在肿瘤、丙型肝炎、治疗前存在甲状腺相关抗体阳性等是干扰素治疗后出现甲状腺功能异常的危险因素。干扰素治疗的慢性肝炎患者中约 40% 产生抗甲状腺抗体，15% 发展成临床型甲状腺疾病。TPO-Ab 或 TG-Ab 阳性患者在干扰素治疗中 60% 发生甲状腺疾病，而抗体阴性者发生率低于 15%。

4. 干扰素诱发甲状腺功能异常机制

干扰素对甲状腺细胞具有直接毒性作用，甲状腺细胞暴露于干扰素，上调促甲状腺激素受体（*TSHR*）的基因表达，从而诱发甲状腺细胞的坏死。在自身免疫机制中，干扰素增加了细胞膜表面主要组织相容性复合物 1（MHC-1）分子的表达，后者与正常细胞膜抗原的结合，使免疫耐受状态解除，诱发自身抗体产生，常伴 TPO-Ab 或 TG-Ab 阳性，通过免疫反应损伤甲状腺细胞。

5. 干扰素治疗后出现甲状腺功能异常的处理

治疗中需密切随访患者有无心慌、手抖等症状，定期复查甲状腺功能。若出现甲状腺功能异常，需注意鉴别以下疾病。

（1）自身免疫性甲状腺炎：Graves 病、桥本甲状腺炎等，可控制的甲状腺功能异常者可继续干扰素治疗，不能控制的甲状腺功能亢进症（如伴甲状腺毒症的 Graves 病）患者，尤其是发生甲状腺危象时需立即终止干扰素治疗，经抗甲状腺药物治疗后甲状腺功能可恢复正常。

（2）非自身免疫性甲状腺炎：破坏性甲状腺炎、甲状腺抗体阴性的甲状腺功能减退。干扰素治疗后出现甲亢时，若治疗前甲状腺抗体阴性，且治疗过程中 TR-Ab 抗体阴性者，可以随访或使用抗甲状腺药物治疗的同时继续干扰素治疗，并密切观察甲状腺功能的变化。本例患者在治疗中出现一过性甲亢，但完善甲状腺抗体检查，提示阴性，并行甲状腺穿刺，病理提示急性甲状腺炎，考虑为非自身免疫性甲状腺炎可能性大，之后继续干扰素治疗，同时监测甲状腺功能，甲状腺功能逐渐恢复正常。

病例点评

　　慢性乙型肝炎患者应用干扰素治疗需筛选适宜人群，对甲状腺疾病高危人群需评估干扰素应用利弊风险，定期监测甲状腺功能变化。若出现甲状腺功能异常，可结合甲状腺抗体检测评估是否需要停药。

参考文献

1. 王贵强，王福生，成军，等. 慢性乙型肝炎防治指南（2015 年版）[J]. 实用肝脏病杂志，2016，19（3）：389-400.
2. 李明慧，谢尧. 慢性病毒性肝炎患者干扰素 α 治疗不良反应临床处理专家共识 [J]. 临床肝胆病杂志，2014，30（11）：1106-1111.
3. KOZIELEWICZ D，ZALEŚNA A，DYBOWSKA D. Can pegylated interferon α-2a cause development of thyroid disorders in patients with chronic hepatitis B?[J]. Expert Opin Drug Saf，2014，13（8）：1009-1014.

（徐斌　王彩生）

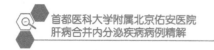
病例 28 艾滋病反复发热伴亚急性甲状腺炎

病历摘要

【基本信息】

患者，女，49岁。主诉：发现 HIV 抗体阳性 15年，发现颈部肿物伴发热 1月余。

现病史：患者于 15年前行 HIV 抗体初筛及确证试验发现阳性，CD4+T 细胞 300/μL，未给予治疗，规律复查。8年前复查 CD4+T 细胞 200/μL，给予奈韦拉平、拉米夫定、齐多夫定抗病毒治疗，此后规律复查，CD4+T 细胞 400 ～ 500/μL。1个月前发现颈部肿物伴疼痛、发热，最高体温 38.8℃，无畏寒、寒战。患者于当地医院就诊，具体检查不详，给予头孢哌酮舒巴坦、左氧氟沙星抗感染治疗，效果不佳，1周前出现咳嗽，咳少量白痰，就诊于当地医院，查 T-SPOT 阳性，红细胞沉降率 107 mm/h，考虑淋巴结结核，给予莫西沙星、利福平、吡嗪酰胺、异烟肼、乙胺丁醇抗结核治疗，患者出现一过性体温下降，2天后再次出现发热，考虑药物热可能，停用吡嗪酰胺、异烟肼，体温仍无明显下降，为进一步诊断收入我院。

既往史：1995年有输血史，否认手术及外伤史，否认药物过敏史。

【体格检查】

体温 36.6℃，脉搏 98 次 / 分，血压 120/80 mmHg，呼吸 22 次 / 分。神志清，精神可，颈前可触及 2 枚直径 1.5 cm 淋巴结，活动可，无触痛，甲状腺Ⅰ度肿大，压痛阳性，未触及血管杂音，双侧扁桃体Ⅰ度肿大，无脓性分泌物。心律齐，双肺呼吸音低，未触及干、湿性啰音。腹软，无压痛，肝脾未触及，双下肢不肿。神经系统查体阴性。

【入院诊断】

发热，颈部肿物待查：颈部淋巴结核？获得性免疫缺陷综合征，艾滋病期。

【辅助检查】

2018 年 6 月 25 日查血常规：WBC 6.64×10^9/L，L 14.6%，M% 10.7%，N% 73.8%，HGB 94 g/L，PLT 309×10^9/L；肝肾功能正常，血钾 3.1 mmol/L；EBV-IgM、CMV-IgM 阴性；$CD4^+T$ 442/μL；CT ＜ 0.05 ng/mL；红细胞沉降率 120 mm/h；CRP 72 mg/L；血培养（细菌、真菌）阴性。甲状腺功能：FT_3 7.24 pmol/L（2.63 ～ 5.70 pmol/L），TT_3 2.57 nmol/L（0.89 ～ 2.44 nmol/L），FT_4 27.85 pmol/L（9.01 ～ 19.05 pmol/L），TT_4 257.5 nmol/L（62.68 ～ 150.84 nmol/L），TSH 0.0347 mIU/L（0.35 ～ 4.95 mIU/L）；自身抗体：ANA 1：100，余均阴性；TG-Ab 1518 IU/mL，余阴性。超声：甲状腺左叶 20 mm × 24 mm，峡部厚 6.9 mm，甲状腺左叶回声不均，其内可见 29 mm × 19 mm 回声减低区，边界欠清，血液充盈尚可；双侧颈部多发低回声结节 – 性质待查，考虑为淋巴结。胸部 CT：

左肺上叶陈旧病变，双肺胸膜增厚。腹部及盆腔 CT：未见明显异常。

【诊断及诊断依据】

内分泌科会诊诊断：亚急性甲状腺炎。

诊断依据：患者为中年女性，发热伴甲状腺肿痛 1 月余，化验提示甲状腺毒症，红细胞沉降率及 C 反应蛋白升高，考虑此诊断。

【治疗及随访】

6 月 27 日起给予泼尼松龙 30 mg，每日 1 次，7 月 5 日起泼尼松龙减量至 25 mg，每日 1 次。

入院后外科即行淋巴结活检明确诊断，术中未见肿大淋巴结，发现甲状腺肿大，遂取活检。7 月 1 日病理回报：右侧甲状腺组织广泛破坏，滤泡增生或萎缩，大量炎细胞浸润，以浆细胞和淋巴细胞为主，伴多核巨细胞，巨细胞内见吞噬的胶质，有的区域见中性粒细胞聚集，脓肿形成，多数多核巨细胞核排列不规则，少数细胞核排列似郎格汉斯细胞。病理诊断：肉芽肿性甲状腺炎，亚急性甲状腺炎可能性大，见图 28-1。

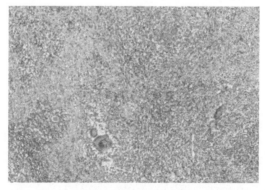

甲状腺结构被破坏，大量淋巴细胞浸润，其中见多个多核巨细胞（HE × 100）。

图 28-1　甲状腺组织病理检查

2018 年 6 月 29 日 ESR 82 mm/h。2018 年 7 月 5 日，甲状腺功能：4.84 pmol/L，1.53 nmol/L，24.9 pmol/L，167.36 nmol/L，0.0224 mIU/L。ESR 77 mm/h。

患者经激素治疗第 2 天体温恢复正常，甲状腺疼痛在 1 周内逐渐缓解，于 2018 年 7 月 7 日出院。电话随访：出院后每周泼尼松龙减量 5 mg，6 周后停药。中间无症状反复，停药 1 个月后复查甲状腺功能正常。

📋 病例分析

患者为中年女性，发热伴甲状腺肿痛 1 月余反复就诊，曾被外院误诊为细菌感染、淋巴结核及药物热。其实结合患者急性发病、发热等全身症状及甲状腺疼痛肿大、甲状腺毒症、红细胞沉降率升高、C 反应蛋白升高，亚急性甲状腺炎诊断并不困难。由于亚急性甲状腺炎病程相对较长，各期临床表现和实验室表现多样，有的患者因全身症状明显，甲状腺局部症状轻微甚至无症状，患者处于不同阶段就诊，临床医生普遍对该病认识不足，可导致诊断困难，发生误诊、误治，国内报道误诊率＞ 9.1%，此例又是艾滋病患者，感染科医生容易受惯性思维影响，忽略了这种内分泌科常见的发热性疾病。

亚急性甲状腺炎又称病毒性甲状腺炎、肉芽肿性甲状腺炎，该病好发于女性，患者常表现为甲状腺转移性疼痛、肿大，有压痛并伴发热症状。此病常与病毒感染有关，如柯萨奇病毒、腺病毒等，在感染后发生变态反应所致的非化脓性、自身免疫性炎症。有报道认为 HLA-B35 与这种遗传易感性有关。

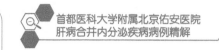

亚急性甲状腺炎诊断标准：①甲状腺肿大、疼痛、质硬、触痛，常伴有上呼吸道感染症状和体征；② ESR 加快至 40 mm/h 以上；③一过性甲亢；④ ^{131}I 摄取率受抑制；⑤甲状腺自身抗体 TM-Ab、TG-Ab 阴性或低滴度；⑥甲状腺穿刺或活检，有多核巨细胞或肉芽肿改变。符合以上其中 4 条可确诊。

慢性淋巴细胞性甲状腺炎急性发病，可伴有甲状腺疼痛及触痛，但腺体多是广泛受侵犯，血中抗甲状腺抗体大多升高；患者伴有甲亢表现时需要与毒性弥漫性甲状腺肿鉴别，但后者甲状腺 ^{131}I 摄取率多是升高的；急性化脓性甲状腺炎可有发热，甲状腺部位表现为红、肿、热、痛，常无甲状腺功能改变，血白细胞升高，细针穿刺细胞学检查可见病原菌及炎性细胞浸润。

亚急性甲状腺炎是一种自限性疾病，大多数仅给予对症治疗即可。大多数患者在给予非类固醇抗炎药治疗后症状缓解，如果局部或全身症状严重，可给予糖皮质激素治疗。泼尼松起始剂量为 20 ～ 40 mg/d，维持 1 ～ 2 周，根据症状、体征、红细胞沉降率的变化缓慢减量，总疗程 6 ～ 8 周以上。

病例点评

近年来，亚急性甲状腺炎患者逐渐增多，临床变化复杂，有误诊及漏诊。因亚急性甲状腺炎发病早期常伴上呼吸道感染症状，有发热伴颈部和咽喉部疼痛、压痛的患者应进行甲状腺功能检查，尤其当常规治疗病程迁延时；颈部肿物，伴突然或逐渐发生的疼痛和压痛，放射至耳后、咽喉等部位，吞咽和咀嚼食物时加重，应完善红细胞沉降率、甲状腺功能等检查；对高代谢综合征和体征明显且已给予抗甲亢药物治疗后症状很快改善的患者中，出现甲状腺功能减退的应高度怀疑亚急性甲状腺炎。此患者因发热、颈部肿物、红细胞沉降率快，怀疑颈部淋巴结核，但抗结核治疗无效，应重新分析发热待查原因，包括感染性及非感染性疾病，完善颈部 B 超、甲状腺功能等检查，必要时做病理检查。超声和活检病理有较高的特异性，后者是亚急性甲状腺炎诊断的金标准，必要时还可结合摄碘率、试验性糖皮质激素治疗等方法确诊。

参考文献

1. 路娜，冉晓丹，李永伟，等 . 甲状腺球蛋白及游离甲状腺素 / 游离三碘甲状腺原氨酸联合甲状腺激素抗体在亚急性甲状腺炎诊断中的应用价值研究 [J]. 中国全科医学，2019，22（3）：361-365.
2. 亢飞鹏 . 亚急性甲状腺炎 66 例临床分析 [J]. 临床研究，2016，24（3）：105-106.

（惠威）

第四章
肝脏遗传代谢性疾病
合并糖代谢异常

病例 29 糖原累积症

病历摘要

【基本信息】

患者，女，6 岁，主诉：肝病史 2 年余，肝功能异常 10 天。患儿于 2 年前感冒后体检发现肝大，肝功能异常，谷丙转氨酶 102 U/L，谷草转氨酶 114 U/L，三酰甘油 4.43 mmol/L，胆固醇 6.88 mmol/L，葡萄糖 3.13 mmol/L，尿酸 423 μmol/L，谷氨酰转肽酶 344 U/L，碱性磷酸酶 218 U/L。未明确诊断，未给予治疗，未复查。入院 10 天前患儿无明显诱因出现腹痛，呕吐胃内容物，非喷射性，无腹泻，无发热，无尿黄。于山东省某医院化验：谷丙转氨酶 130 U/L，碱性磷酸酶 148 U/L，谷氨酰转肽酶 203 U/L，HBsAg（－）。B 超示：肝大，双肾实质回声增强，右肾盂扩张。患儿自发病以来，神志清，精神弱，无鼻出血及牙龈出血，无皮肤瘙痒及灰白便，近期体重无明显下降。

既往史：体健。按计划预防接种，否认手术外伤史，否认肝炎接触史，否认输血及血制品接触史，否认食物、药物过敏史。足月顺产，无产伤，2 个月抬头，10 个月会爬，1 岁半会走。父母体健，否认家族遗传病史。

【体格检查】

体温 36.8℃，血压 90/60 mmHg，心率 100 次 / 分，呼吸 23 次 / 分，神志清，精神可，生长发育低于同年龄、同性别儿童，营养中等，查体合作。皮肤、巩膜无黄染，肝掌（－），蜘蛛痣（－），全身浅表淋巴结无肿大。心肺无异常。腹部平软，肝大，肝脏肋下 9 cm，剑突下 4 cm，表面光滑，质硬，无叩压痛。脾未触及。移动性浊音（－），双下肢无水肿，踝阵挛（－）。

【辅助检查】

血常规：WBC 9.54×10^9/L，HGB 108 g/L，PLT 545×10^9/L，N% 32.6%。尿常规：正常。便常规：正常。乙型肝炎五项：阴性。丙型肝炎抗体：阴性。特种蛋白：免疫球蛋白 G 4.05 g/L，补体 C4 0.14 g/L，余正常。铜蓝蛋白 380 mg/L，生长激素 3.4 ng/mL。B 超：肝脏增大，轻度脂肪肝。肝穿刺病理：镜下见肝穿刺组织，小叶结构存在；小叶内部分肝细胞肿胀，部分肝细胞脂肪变性，细纤维隔形成，局灶性窦周纤维化；汇管区

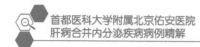
扩大，细胆管增生，固有胆管减少，纤维组织轻度增生。病理诊断：部分汇管区小胆管缺失性病变，原因请结合临床资料综合考虑。免疫组化：HBsAg（－），HBcAg（－）。请某医院病理科会诊：镜下见肝小叶内肝细胞弥漫性肿胀，胞质空淡，肝细胞核较小，居中，伴肝细胞大泡性脂变，可见空泡核，胞质内未见有包涵体，肝窦内可见散在或聚集的炎细胞，主要为中性粒细胞，少数肝细胞胞质内有浅淡的淤胆。汇管区轻度扩大，在少量浸润的炎细胞中可见中性粒细胞和嗜酸性粒细胞，胆管增生，有轻度纤维化。免疫组化：HBsAg（－），HBcAg（－），CKF（＋），DPAS（－）。病理诊断：糖原累积病 I 型。肝功能动态变化见表 29-1。

表 29-1　肝功能动态变化

化验项	2008 年 12 月 16 日	2008 年 12 月 19 日	2008 年 12 月 20 日	2008 年 12 月 25 日	2008 年 12 月 31 日
ALT（U/L）	346.7	246.1	306.1	291.7	84.1
AST（U/L）	156.2	107.1	288.8	124.7	65.1
TBIL（μmol/L）	21.1	22.6	22.7	24.5	17.4
DBIL（μmol/L）	2.4	3.1	3.7	3.4	2.4
ALB（g/L）	54.2	48.2	50.1	46.6	51.6
γ-GT（U/L）	369.4			225.7	151
ALP（U/L）	151.7			220.6	223.2
CREA（μmol/L）	17.2	16.8	20	13.9	25.9
UA（μmol/L）	528.2			331.7	421.4
GLU（mmol/L）	3.63			3.64	3.77
TG（mmol/L）	13.75				10.2
CHO（mmol/L）	10.15				7.4
PTA（%）	93				

【诊断及诊断依据】

诊断：糖原累积症Ⅰ型。

诊断依据：患儿为 6 岁女童，病程 2 年，慢性起病；患儿体形矮小，生长发育落后于实际年龄 2 ～ 3 岁，面容丰满，频繁进食；空腹低血糖伴高脂血症、高尿酸、高乳酸；实验室检查肝功能轻至中度受损；腹部 B 超和 CT 示肝脏大，无门脉高压；病毒性肝炎指标阴性；给予保肝降酶治疗肝功能异常仍反复出现。患儿因生长发育迟缓，进一步检查生长激素偏低，结合我院病理及外院病理会诊结果最终诊断为糖原累积病Ⅰ型。

【治疗】

入院后予以饮食指导，外购生玉米淀粉治疗，保肝对症支持，经以饮食为基础的综合治疗后，患儿症状略好转，肝功能较前好转出院。

病例分析

1. 儿童肝大、肝功能异常的鉴别诊断

（1）病毒性肝炎：20 世纪 90 年代以来，由于肝炎疫苗在儿童中广泛接种及阻断乙型肝炎病毒母婴传播措施的深入开展，儿童病毒性肝炎的发病率较前大大减少。嗜肝病毒性肝炎以乙型病毒性肝炎的发病率最高，其次为甲型病毒性肝炎。1 岁以下儿童以巨细胞病毒肝炎为主。本例患儿病毒性指标：乙型肝炎、丙型肝炎阴性。巨细胞病毒感染、甲型肝炎临床不支持此病。

（2）自身免疫性肝炎：该病特征是在组织学检查中存在界

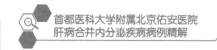

面性肝炎和门管区浆细胞浸润，高 γ 球蛋白血症和自身抗体阳性。本例患儿以肝大、肝功能轻度异常为主要表现，无高 γ 球蛋白血症和自身抗体阳性，肝组织活检无界面性肝炎和门管区浆细胞浸润，以国际自身免疫肝炎组制定的评分标准进行评分基本除外自身免疫性肝炎。儿童自身免疫性肝炎较为少见，约占小儿慢性肝病的 3.9%。

（3）先天性肝内胆管发育不全：胆管发育不良分肝内型和肝外型，是儿童阻塞性黄疸肝硬化的重要原因，患儿肝活组织病理学检查发现肝小叶结构完好，肝细胞未见变性坏死和淤胆，仅门管区轻度炎症而各个门管区未见发育良好的胆管，大部分门管区胆管缺损，纤维染色示门管区纤维增生伴纤维间隔形成。本例患儿临床和病理不支持此病。

（4）脂肪性肝病：主要发生于肥胖儿童；多数患者起病缓慢，无明显的症状，少数患者可有不适、乏力等非特异性症状；血清转氨酶呈中等度升高，患有高胆固醇血症，高三酰甘油血症；腹部 B 超和 CT 有典型脂肪肝表现。肝活检可明确诊断。本例患儿腹部 B 超和 CT：肝大，肝穿刺活检示肝细胞大泡性脂变。本例患儿生长发育迟缓、空腹低血糖不能用脂肪肝一元论解释。

（5）半乳糖血症：半乳糖 -1- 磷酸尿苷酰转移酶缺乏型最为常见。患儿主要表现为急性肝病症状，即哺乳数天后出现呕吐、拒食、体重不增、嗜睡等，并进一步出现黄疸、肝大，2～5 周内发展至腹腔积液、出血倾向等肝功能衰竭表现。少数患儿症状轻，若继续喂养，则逐渐出现生长发育迟缓、智能落后、肝硬化和白内障等表现。本例患儿为年长儿，B 超提示肝大但无肝硬化表现，没有智能落后。

（6）戈谢病（gaucher disease，GD）：该病系由于 β_2 葡萄糖脑苷脂酶缺乏所致。肝脾大或脾功能亢进是最常见的征象，患儿腹部隆凸，偶有阵发性腹痛发作，同时有贫血、出血、血小板减少、骨骼受累等表现，X 线特征为骨皮质变薄、长骨远端增宽、易自发骨折，常有一侧下肢长骨突然剧痛发作伴局部红、肿、热、胀。病程中患儿逐渐出现智力低下、惊厥发作和肌肉痉挛等神经系统表现。肺部因戈谢细胞浸润或并发肺炎，常有咳嗽、呼吸困难和发绀。该病例患儿无贫血、骨骼受累表现，患儿也没有智力低下和肺部受累表现。

（7）Wilson 病：又称肝豆状核变性，是一种常染色体隐性遗传的铜代谢缺陷病，由铜大量沉积在肝、肾、脑、眼等组织中引起。学龄儿童常以肝病症状为首发，但很少在 4 岁前发生，其中一半患儿在青少年期出现神经系统症状；6 岁以上患儿除恶心、呕吐、厌食、乏力等肝炎症状外，肝脾大常较突出或是唯一表现，部分发展为肝硬化或肝肾综合征终末期表现。年长儿神经系统症状突出，表现为震颤、流涎、动作笨拙、肌张力异常、精神行为和语言障碍等，未治疗者最终发展为痴呆。肝外系统症状还包括血尿、蛋白尿、氨基酸尿、骨关节疼痛、角膜 K-F 环形成等。多数患儿血清铜蓝蛋白＜ 100 mg/L，24 小时尿铜排出量常＞ 100 μg。该病例患儿没有肝硬化、脾大、脾亢表现，无神经系统症状，血清铜蓝蛋白 380 mg/L，不支持此诊断。

2. 糖原累积症分型及发病机制

糖原累积症是影响糖代谢的遗传性疾病。涉及糖原合成或降解及其调节的每一种酶，其中糖原可在量、质或两方面出现异常，基因检测可见到相关酶的基因突变。常见的有以下 3 种类型。

（1）糖原累积症 I 型：又称肝型糖原累积症，常累及肝、肾。由于葡萄糖 -6- 磷酸酶系统的缺陷，6- 磷酸葡萄糖不能进一步水解成葡萄糖，因此由低血糖刺激分泌的胰高糖素不仅不能提高血糖浓度，而且使大量糖原分解所产生的部分 6- 磷酸葡萄糖进入糖酵解途径；同时，由于 6- 磷酸葡萄糖的累积，大部分 1- 磷酸葡萄糖又重新再合成糖原；而低血糖又不断导致组织蛋白分解，向肝脏输送葡萄糖异生原料，这些异常代谢都加速了肝糖原的合成。糖代谢异常还造成了脂肪代谢紊乱，亢进的葡萄糖异生和糖酵解过程不仅使血中丙酮酸和乳酸含量增高导致酸中毒，还生成了大量乙酰辅酶 A，为脂肪酸和胆固醇的合成提供了原料；同时还产生了合成脂肪和胆固醇所必需的还原型辅酶 I（烟酰胺腺嘌呤二核苷酸）和还原型辅酶 II（烟酰胺腺嘌呤二核苷酸磷酸）。此外，低血糖还使胰岛素水平降低，促进外周脂肪组织分解，使游离脂肪酸水平增高。由于慢性酸中毒引起负钙平衡，可发生骨质疏松。又因己糖旁路代谢增强，尿酸合成增加，引起高尿酸血症及痛风。基因检测可见到葡萄糖 -6- 磷酸酶基因突变。

（2）糖原累积症 II 型：是最严重的一型，病因为溶酶体中 α-1,4- 葡萄糖苷酶（即酸性麦芽糖酶）缺陷。α-1,4- 葡萄糖苷酶存在于各组织细胞溶酶体内，缺乏此酶即不能分解糖原，以致糖原累积在溶酶体内，实际上是溶酶体累积症。糖原大量累积于心肌、骨骼肌等全身组织，引起心脏增大，故又称心型糖原累积病。患儿出生后半年内出现发绀、呼吸困难，呛咳常见，常因心力衰竭或支气管肺炎于 1 岁内死亡。成年患者症状轻微，表现为慢性全身肌无力，肌张力低下。

（3）糖原累积症Ⅲ型：由于淀粉 -1, 6- 糖苷酶即脱支酶缺乏，而 1- 磷酸葡萄糖酶和磷酸化酶均正常，因此糖原分子只能分解到第 1 层分支为止，不能完全分解，结果在许多组织中聚集结构异常的糖原。过多的糖原累积于肝、心肌和其他肌肉组织。

3. 糖原累积症的治疗原则

引起糖原累积症患者诸多代谢异常的原因是糖原堆积在肝脏中无法释放、无法转化为人体需要的葡萄糖能量。控制其最简单的指标是血糖，只有血糖控制在正常范围内的中间水平，其他数值才有接近于正常的可能性，才能减轻临床症状。维持血糖的方法包括全静脉营养疗法和饮食治疗等，推荐后者。

（1）饮食治疗：饮食治疗的目的是达到一个类似正常人的理想生理代谢状态，避免低血糖和继发代谢改变。治疗目标是血糖正常，代谢异常纠正，血脂降低，肝脏缩小，生长发育期儿童身高增加。目前比较肯定的是采用生玉米淀粉治疗。服用生玉米淀粉时应该注意到剂量过大可引起腹泻，需缓慢增加剂量。

（2）高尿酸血症治疗：高尿酸血症是人体内嘌呤代谢的最终产物产生过多所致。三分之一的嘌呤来自食物，因此，推荐食用低微嘌呤含量(每 100 g 含 0 ～ 25 g 嘌呤)的食物，如牛奶、乳酪、鸡蛋、大部分蔬菜、水果、米、面、面包、油、茶、咖啡等，适量摄取蛋白，限制脂肪。每日进食 2 L 左右的流食或水，以增加尿量的排出。

（3）高脂血症治疗：由于低血糖引起胰岛素水平降低，脂肪代谢紊乱，患者多有高三酰甘油血症，食品制作强调低脂烹调方法，将脂肪去掉，应用植物油烹调，避免油炸。

（4）其他治疗：若有合并急性感染，由于糖代谢增加，因此必须保持外源性葡萄糖的频繁供给。然而，患者会受到厌食、呕吐及腹泻影响。通常需要葡萄糖聚合物饮料取代各餐和零食，还可以 24 小时鼻饲。如果患者不能耐受，则需要住院给予静脉营养治疗。若有骨质疏松，需要补充钙剂、维生素D。此病以饮食治疗为主，需定期检查，若有癌变，需切除，必要时行肝移植治疗。

📋 病例点评

糖原累积症属于少见病，患者有发育迟缓、肝大、低血糖、高尿酸、高血脂，临床医生对患者的异常状态和化验指标观察不细致、不思考、不解释，对该病的认识不足，致使误诊达 2 年之久。若发现患者有此类症状或体征，提示需要考虑糖原累积症，完善相关检查及肝穿刺病理协助诊治，还需重视患者的饮食宣教指导及随访。

参考文献

1. KISHNANI P S, AUSTIN S L, ABDENUR J E, et al. Diagnosis and management of glycogen storage disease type I: a practice guideline of the American College of Medical Genetics and Genomics[J]. Genet Med, 2014, 16（11）：e1.

2. RAJAS F, CLAR J, GAUTIERSTEIN A, et al. Lessons from new mouse models of

glycogen storage disease type 1a in relation to the time course and organ specificity of the disease[J]. J Inherit Metab Dis，2015，38（3）：521-527.

3. 顾学范，江载芳，申昆玲，等．褚福棠实用儿科学 [M]．8 版．北京：人民卫生出版社，2015：2263.

4. RAJAS F，LABRUNE P，MITHIEUX G. Glycogen storage disease type1 and diabetes：learning by comparing and contrasting the two disorders[J]. Diabetes Metab，2013，39（5）：377-387.

（徐斌　李桂梅）

病例 30　乙型肝炎合并遗传性血色病及糖尿病

病历摘要

【基本信息】

患者，男，45岁，主因"肝病史15年，双下肢水肿、腹胀1周"收入院。15年前在体检时发现乙型肝炎表面抗原阳性，无乏力、食欲减退、腹胀等不适，肝功能正常，未诊治，此后未规律复查。1周前无明显诱因出现中度腹胀，双下肢轻度可凹性水肿，无发热、恶心、呕吐等不适。外院腹部CT：肝硬化、脾大、食管胃底静脉曲张、胆囊肿大，为进一步诊治收入院。

既往史：23年前诊断为骨髓增生异常综合征，分型为难治性贫血伴环状铁粒幼细胞，间断应用维生素 B_6 治疗。17年前左手外伤，4指缺如。2型糖尿病病史3年，应用胰岛素诺和灵 R 早 12 U、中 10 U、晚 10 U 皮下注射（餐前30分钟），诺和灵 N 8 U（睡前）皮下注射控制血糖。其父亲乙型肝炎表面抗原阳性，母亲体健，1个弟弟亦患有血色病，否认肿瘤家族史。否认长期大量饮酒史，否认过敏史。

【体格检查】

体温 36.5℃，血压 110/70 mmHg，心率 80 次 / 分，呼吸 20 次 / 分，神志清，精神可，肝掌（－），蜘蛛痣（－），全身

浅表淋巴结未触及肿大，面色晦暗，全身皮肤色素沉着，左手
4 指缺如，可见瘢痕，皮肤、巩膜无黄染。双肺呼吸音清，未
触及干、湿性啰音，心律齐，未触及杂音。腹软，无压痛及反
跳痛，肝肋下 4 cm，质硬，触痛阳性，脾肋下 2 cm，质韧，
无触痛，移动性浊音阴性，双下肢无水肿。

【辅助检查】

入院后化验提示 WBC 4.8×10^9/L，PLT 145×10^9/L，HGB
84 g/L，平均红细胞体积 68.5 fL，平均红细胞血红蛋白 19.8 pg，
平均红细胞血红蛋白浓度 289.0 g/L，N% 35.6%，L% 57.9%。
肝肾功能：ALT 44.0 U/L，AST 31.3 U/L，TBIL 19.4 μmol/L，
DBIL 5.7 μmol/L，ALB 45.0 g/L，GLB 25.5 g/L，BUR 5.01 mmol/L，
Cr 58.6 μmol/L。血糖 7.96 mmol/L，胆固醇 2.18 mmol/L，三酰甘
油 0.64 mmol/L。凝血功能：凝血酶原时间 12.3 s，凝血酶原活动
度 84%。甲胎蛋白 1.38 ng/mL，HbA1c 5.7%。贫血症系列：叶
酸 8.47 nmol/L，维生素 B_{12} 698.5 pmol/L，血清铁 39.2 μmol/L，
铁蛋白 > 2000 ng/mL。HBsAg 0.093 IU/mL（+），HBsAb（+），
HBeAg（-），HBeAb（+），HBcAb（+），（进口）乙型肝炎病
毒 HBV-DNA：未检测到。丙型肝炎抗体（-）。

腹部 CT：肝表面不光滑，各叶比例失调，肝右叶增大，
结合病史考虑肝铁沉积，食管下段、胃底周围静脉迂曲扩张。
腹部 MRI 提示肝脏、脾脏、胰腺血色素沉积症，肝实质信号
明显减低，低于竖脊肌信号，呈"黑肝"。进一步行肝穿刺病
理提示：肝小叶结构轻度紊乱，肝细胞内可见大量色素颗粒沉
积，肝实质可见点灶状坏死，纤维组织明显增生，局部桥接纤
维化。考虑为遗传性血色素沉积病，病变程度相当于 G2S3。

免疫组化：HBsAg（－），HBcAg（－），CK7（胆管＋）。特殊染色：铁（＋＋＋），铜（－），见图30-1。

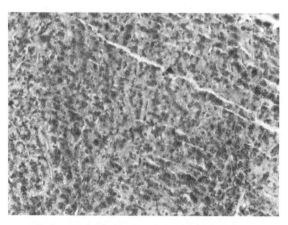

图 30-1　肝细胞内大量铁颗粒沉积（HE×200）

【诊断及诊断依据】

诊断：遗传性血色病，肝硬化失代偿期，乙型肝炎表面抗原携带者，骨髓异常增生综合征，2型糖尿病。

诊断依据：患者为中年男性，既往诊断为2型糖尿病、骨髓异常增生综合征，有血色病家族史。乙型肝炎病史15年，未行诊治，入院后检查乙型肝炎表面抗原阳性，HBV-DNA阴性，肝穿刺病理免疫组化染色HBsAg（－）、HBcAg（－），考虑为乙型肝炎表面抗原携带者。此次因1周前出现腹胀、双下肢水肿入院，体格检查提示面色晦暗，全身皮肤色素沉着，肝大、脾大，腹部MRI提示肝脏、脾脏、胰腺血色素沉积症，化验血清铁及铁蛋白明显升高，肝穿刺病理回报为遗传性血色素沉积病，铁染色（＋＋＋），遗传性血色病诊断明确。

【治疗】

糖尿病饮食，低铁饮食，予以甘草酸制剂保肝对症治疗，

笔记

继续胰岛素控制血糖，监测血糖调整胰岛素用量，患者空腹血糖偏高，将睡前胰岛素加量至诺和灵 N 10 U 后复查血糖较前好转，空腹 6 ～ 7 mmol/L，餐后 8 ～ 10 mmol/L。嘱其进一步于血液科就诊驱铁治疗。

【随访】

患者随后于血液科进一步就诊，间断应用去铁胺治疗，定期门诊随诊，间断复查肝功能及监测血糖较稳定。

病例分析

1. 肝脾大的常见病因

（1）酒精性肝硬化：一般有超过 5 年的长期饮酒史，折合乙醇量男性 ≥ 40 g/d，女性 ≥ 20 g/d，或 2 周内有大量饮酒史，折合乙醇量 > 80 g/d，AST/ALT > 2，GGT 升高，影像学检查提示肝脏脂肪变。酒精性肝硬化是指饮酒量及生化指标、影像学检查支持酒精性肝病，同时具有肝硬化的临床表现，并除外其他肝硬化病因。此患者否认长期大量饮酒史，不支持此诊断。

（2）血色病：先天性铁代谢障碍导致体内铁存积过多而引起的肝硬化、心肌病、糖尿病、性腺功能减退、皮肤色素沉着、关节炎等多系统表现的遗传性疾病。血色病的发病与 *HFE*、*HJV*、*HAMP*、*TFR2* 等基因突变相关，实验室检查显示血清转铁蛋白饱和度 > 45%，血清铁及铁蛋白明显升高；肝穿刺活检可见明显铁沉积。此患者有肝硬化、糖尿病及皮肤色素沉着，血清铁升高，肝穿刺铁染色（+++），支持此病，患者因

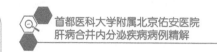

经济原因未能进一步行基因检测。

（3）肝淀粉样变性：全身性淀粉样变的肝表现，不是独立的疾病，主要为淀粉样物质沉积在血管壁及组织中引起。肝组织活检肝组织内淀粉样物质经刚果红染色后，普通显微镜观察呈红色，在偏光显微镜下呈绿色双折光，具有诊断价值。此病预后极差，主要依靠肝穿刺活检鉴别。

（4）糖原累积症：常染色体隐性遗传病，因基因变异而致先天性糖代谢酶缺乏，产生的糖原在肝和其他器官组织中累积而造成的损伤。通常会出现婴儿期肝大和（或）低血糖。特异性生化改变如低血糖、乳酸酸中毒、高尿酸、高血脂及肝酶升高，部分分型伴有脾大，确诊有赖于肝脏组织活检。

（5）淋巴瘤：为免疫系统的恶性肿瘤，累及淋巴结或淋巴组织，临床表现可有发热、淋巴结肿大、脏器浸润表现，累及肝、脾时可出现肝、脾大，确诊需行淋巴结或组织活检，可见特异性 R-S 细胞。此患者无发热、淋巴结肿大临床表现，肝穿刺活检不支持此病。

2. 骨髓增生异常综合征与血色病的关系

血色病分为原发性血色病（遗传性血色病）和继发性血色病，继发性血色病可由于贫血反复大量输注红细胞、大量饮酒、补铁过多、铁粒幼细胞增多，造成体内铁沉积增多。骨髓增生异常综合征有不同的临床分型，患者为难治性贫血伴环状铁粒幼细胞类型，也与铁在血液系统中的过度沉积相关。本例患者有血色病家族史，既往无反复输血史，目前贫血轻度，结合肝穿刺检查，考虑为遗传性血色病可能性大。

3. 血色病合并糖尿病的治疗

原发性血色病患者常伴有糖尿病，部分以糖尿病为首诊疾病，主要原因考虑铁在胰腺内过量沉积，铁作为强氧化剂，可以产生氧自由基，使胰岛细胞受到氧化应激损伤，导致细胞功能受损，胰岛素分泌不足，出现糖尿病。此外，血色病由于肝脏铁沉积过度，影响肝细胞功能，导致糖原合成障碍，增加胰岛素抵抗，此类糖尿病约 65% 为胰岛素依赖型糖尿病，胰岛素治疗有效。原发性血色病的治疗可以嘱患者避免高铁饮食，采用放血疗法，服用驱铁药物，合并糖尿病时适宜应用胰岛素控制血糖，在治疗原发病的同时积极监测血糖，调整胰岛素用量。若患者空腹血糖升高，需先调节睡前胰岛素剂量，优先使空腹血糖达标，再调整餐前胰岛素剂量。

4. 该病例乙型肝炎表面抗原阳性与肝硬化的关系

该患者乙型肝炎表面抗原阳性 15 年，既往肝功能正常，未行诊治，入院后检查乙型肝炎表面抗原弱阳性，HBV-DNA 未检测到，肝穿刺病理免疫组化染色 HBsAg（−）、HBcAg（−），肝穿刺病理无乙型肝炎现症感染证据，既往乙型肝炎表面抗原阳性、乙型肝炎病毒定量动态变化不详，考虑为乙型肝炎表面抗原携带者可能性大，不支持慢性乙型肝炎所致肝硬化。患者血色病诊断明确，肝脏病理铁染色强阳性，综合考虑肝硬化为血色病所致。

病例点评

此例患者乙型肝炎表面抗原阳性，发现肝硬化入院，临床上容易首先考虑为乙型肝炎后肝硬化，应避免先入为主，造成漏诊、误诊。若患者同时合并肝大、脾大、铁蛋白升高，需考虑遗传性血色病可能，需注意鉴别肝硬化罕见病因，综合患者家族史、临床表现、辅助检查进行诊断，腹部 MRI 及 CT 可见铁沉积典型表现，有条件者建议行肝穿刺病理铁染色检查或基因检查以确诊。此病治疗需肝病科及血液科共同随诊，保肝治疗的同时进行驱铁病因治疗，需重视患者的宣教及随访。

参考文献

1. 刘赫. 线粒体铁代谢与血色病的关系、特征及处理 [J]. 实用糖尿病杂志，2019，15（1）：10-12.

2. 干晴，许巧红，林亚静. 原发性血色病伴糖尿病一例 [J]. 现代实用医学，2018，30（2）：273-274.

3. ADAMS P, ALTES A, BRISSOT P, et al. Therapeutic recommendations in HFE hemochromatosis for p. Cys282Tyr（C282Y/C282Y） homozygous genotype[J]. Hepatol Int. 2018, 12（2）：83-86.

4. 张小丽，徐文俭，刘国良. 血色病与胰源性糖尿病的认识及处理 [J]. 实用糖尿病杂志，2017，13（5）：12-13.

5. 林果为，王吉耀，葛均波. 实用内科学 [M]. 15 版. 北京：人民卫生出版社. 2017：1637-1638.

6. 孙磊，刘红刚. 原发性血色病临床病理诊断研究进展 [J]. 中国肝脏病杂志（电子版），2016，8（4）：17-21.

（赵娟　纪丽伟）

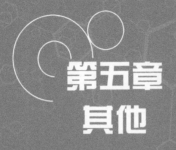

第五章
其他

病例 31　POEMS 综合征

病历摘要

【基本信息】

患者，男，46 岁，汉族，主因"肝病史 2 年，乏力、腹胀 2 个月"入院。患者于 2 年前无诱因感右上腹持续性隐痛，无发热、恶心、呕吐、腹泻等，于外院行超声示：胆囊炎、脾大。抗感染治疗后似有好转。7 个月前觉左上腹持续性疼痛，超声示"肝大、脾大、少量腹腔积液"，就诊于北京某医院多次查血常规示嗜酸性粒细胞 4.5% ～ 11.87%，其他各项指标正常。肝功能示氨基转移酶及胆红素均正常，各项肝炎病毒指标均阴性，自身抗体、肿瘤标志物（AFP、CEA、CA19-9、CA12-5）正常。甲状腺素：FT_3、FT_4 正常，TSH 16.04 mIU/L。腹部增强 CT 示：巨脾，脾梗死，门脉、脾静脉增宽，肝大，腹膜后多发肿大淋巴结，腹腔少量积液，心包少量积液。甲状腺超声示：甲状腺左叶实性结节，性质待定。浅表淋巴结超声示：双侧颈部、锁骨上多发肿大淋巴结，双侧腋下、腹股沟区多发轻度肿大淋巴结。胃镜：慢性浅表性胃炎。结肠镜正常。肝血管造影肝动脉、肝静脉、下腔静脉未见狭窄闭塞，术中测门静脉压力增高。腹腔镜：肝脏表面略不平，肝右叶近圆韧带处少量纤维素渗出，取小块肝活检，脾脏明显增大。肝脏病理：组织块小，肝细胞灶性水性肿胀，汇管区少量淋巴细胞浸润，未明确肝硬化及肝细胞肝癌。诊断为：①脾梗死；②亚临床甲状腺功能减退；③肝脾淋巴结肿大，原因待查。经治疗后自觉腹痛明显好转出院。2 个月前患者自觉乏力、腹胀，腹围进行性增大，伴眼睑及双下肢水肿，偶有低热，无盗汗，于北京某医院行腹腔积液病理检查：可见增生的间皮细胞，未见癌细胞。因有腹腔积液不能做肝活检，考虑腹腔积液消退后再次行肝活检转来我院。

患者自发病以来神志清，精神可，无腹泻、黑便等。时感双手麻木，无眩晕、视物模糊、耳鸣等。家属和患者本人均发现脸色发黑，食欲可，小便量减少，体重 1 年前下降约 10 kg，近 2 个月增长 3 kg。既往史：高血压史 6 年，最高 180/110 mmHg，近 2 年口服降压药物，血压控制可，痛风病史 2 年，间断口服秋水仙碱治疗。家族史：母亲患高血压，父亲及叔叔体健，无家族遗传病史。个人史：生于辽宁，在北京居住28年，不嗜烟酒，否认疫区居留史，育1女，爱人及孩子体健。

【体格检查】

神志清，查体合作，面部、颈部皮肤黝黑，后颈部皮肤粗厚，多毛，颈部、锁骨上及腋下可扪及多个绿豆至黄豆大小淋巴结，肝掌及蜘蛛痣阴性，皮肤、巩膜无黄染。胸廓无畸形，双侧乳腺发育，双肺呼吸音清，未触及啰音，心音可，心律齐。腹高度膨隆，无压痛及反跳痛，肝、脾触诊不满意，腹部移动性浊音阳性，双下肢轻度指凹性水肿，杵状指阳性。

【辅助检查】

肝功能：ALT 22 U/L，AST 13 U/L，TBIL 4.7 μmol/L，ALB 40.5 g/L，A/G 1.63，γ-GT 35.6 U/L，ALP 138 U/L，CHE 8 151 U/L。肾功能：BUN 8.3 mmol/L，CREA 126.7 μmol/L；尿酸 584 μmol/L。血脂：TG 0.91 mmol/L，CHO 2.26 mmol/L，HDL 0.65 mmol/L，LDL 1.18 mmol/L。空腹血糖：5.14 mmol/L。血常规：WBC 4.43×10^9/L，N 2.68×10^9/L，RBC 4.52×10^{12}/L，HGB 122.0 g/L，PLT 115×10^9/L。尿便常规正常。PTA 81.9%；抗-HAV、HCV、HEV、CMV、EBV 抗体均（−）。HBV-M：HBsAg（−）、HBsAb（+）、HBeAg（−）、HBeAb（−）、HBcAb（+）。HBV-DNA 定量 < 500 copies/mL。特种蛋白：IgG 11.40 g/L，IgA 1.94 g/L，IgM 1.24 g/L，补体 C3、C4 正常，CRP 11.1 mg/L，铜蓝蛋白 0.32 g/L，α_1-酸性糖蛋白 1.07 g/L，α_1 巨球蛋白 1.37 g/L，转铁蛋白 1.30 g/L，α_1 抗胰蛋白酶 2.46 g/L。蛋白电泳：白蛋白 50%，α_1 球蛋白 6.6%，α_2 球蛋

白 12.7%，β 球蛋白 14.6%，γ 球蛋白 16.1%。红细胞沉降率 21 mm/h。甲状腺系列：TT_3 0.63 ng/mL，TT_4 5.06 µg/dL，FT_3 1.45 pg/mL，FT_4 0.72 ng/dL，TSH 17.63 mIU/L。自身抗体：抗核抗体、抗线粒体抗体、抗平滑肌抗体、抗肝肾微粒体抗体、抗肝特异蛋白抗体、抗胃壁细胞抗体、抗细胞骨架抗体、抗横纹肌抗体、抗着丝点抗体等均阴性。腹腔积液常规：李凡他试验阳性，细胞总数 3.2×10^9/L，白细胞数 0.26×10^9/L，总蛋白 31.6 g/L。腹腔积液培养（厌氧及需氧血培养瓶）：头状葡萄球菌，克林霉素、吗啉恶酮、四环素、万古霉素、利福平敏感。腹部 CT：肝脏表面不光整，各叶比例失调，肝硬化，脾大，大量腹腔积液，门静脉主干直径 13 mm，脾静脉 9 mm。浅表淋巴结超声：双侧锁骨上、腋下、腹股沟多发实性回声结节，考虑肿大淋巴结。

患者淋巴结活检我院病理科报淋巴结反应性增生，送外院病理科会诊结果：不典型的 Castleman 病的改变。经过 2 周抗生素治疗后复查腹腔积液常规好转，细菌培养阴性。复查血常规：WBC 3.2×10^9/L，HGB 91 g/L，PLT 75×10^9/L；复查血肌酐稍增高，肾脏超声提示双肾轻度增大。住院过程中出现步态不稳，偶有摔倒，双下肢力量明显减弱。肌电图：双正中神经、双尺神经各段 CMAP 及 SNAP 潜伏期明显延长，波幅降低，双胫神经、双腓总神经各段 CMAP 潜伏期明显延长，波幅明显降低，双腓肠神经 SNAP 未测出。

激素六项：促卵泡成熟素 2.82 mIU/mL，促黄体激素 5.10 mIU/mL，血清泌乳素 53.06 ng/mL，雌二醇 34.20 pg/mL，黄体酮 0.24 ng/mL，睾酮 0.018 3 ng/mL，雌激素水平明显增

高，复查甲状腺功能 FSH 升高，FT_3、FT_4 下降，外院内分泌科会诊认为甲状腺功能减退诊断可以明确，给予甲状腺素片替代治疗，患者全身多发皮肤色素沉着，以脸部、手掌尺侧、手肘部、乳晕、腹股沟及臀部为著，考虑存在肾上腺皮质功能不全，同时有雌激素水平增高和双侧乳腺发育，存在多种内分泌异常，考虑为全身性疾病伴发内分泌紊乱。

骨穿刺：浆细胞占 1%。骨髓活检：骨髓脂肪化明显，造血细胞数目减少，伴 λ 轻链为主的浆细胞增生。血液科会诊后建议做免疫电泳及 M 蛋白鉴定除外浆细胞增生性疾病，M蛋白鉴定：血清蛋白电泳中未见 M 成分，免疫固定电泳中 β位检出 M 成分 IgA-λ，尿本周蛋白阴性。

【诊断及诊断依据】

诊断：①腹腔积液，肝脾大原因待查：POEMS 综合征？②腹腔感染；③高血压 3 级，高危组；④痛风；⑤慢性肾功能不全。

诊断依据：结合病史及入院后化验检查结果，该病例特点：①中年男性，既往体健；②病史长，起病缓慢；③临床表现为肝、脾、淋巴结肿大，大量胸腔积液、腹腔积液，全身水肿，四肢麻木伴针刺样疼痛，皮肤色素沉着，增厚，多毛；④体检及超声提示肝脾淋巴结肿大，M 蛋白鉴定免疫固定电泳中 β 位检出 M 成分 IgA-λ，肌电图可见神经传导异常，甲状腺功能 FSH 升高，FT_3、FT_4 下降。患者同时具备多发性周围神经病变，多发脏器肿大，甲状腺功能减退，有 M 蛋白，有皮肤病变（多毛、皮肤色素沉着、增厚），有 Castleman 病及视盘水肿，属于典型的 POEMS 综合征。故确定诊断为 POEMS 综合征。

185

【治疗】

入院予利尿剂联合应用呋塞米和螺内酯，并给予万古霉素进行抗腹腔感染治疗，经上述对症处理后患者病情好转，转出至他院血液科继续治疗。

【随访】

患者转入他院后给予泼尼松 40 mg 口服，行胃肠减压、灌肠、补液等对症治疗，肠梗阻原因考虑与胃肠道自主神经受累、胃肠蠕动功能下降有关，1 周后肠梗阻基本解除。骨髓流式细胞学检查：浆细胞未见异常克隆，成熟淋巴细胞未见表型异常，T、B、NK 淋巴细胞未见克隆异常。给予异环磷酰胺联合甲泼尼龙化疗，具体如下：异环磷酰胺 0.5 g 第 1 天至第 6 天使用，甲泼尼龙 120 mg 于第 1 天至第 6 天使用，丙种球蛋白冲击 5 天，症状无明显改善，此后口服泼尼松 100 mg，间断抽取胸腔积液、腹腔积液，患者胸腔积液中培养出溶血性葡萄球菌，给予抗感染治疗，1 个月后再次给予异环磷酰胺 0.5 g，分别于第 1 天、第 4 天使用，后因患者血小板下降明显，未再进行化疗，继续口服大剂量激素，患者甲状腺功能五项结果提示甲状腺功能减退显著，鉴于患者既往口服左甲状腺素钠片治疗时曾出现心悸、饥饿感等不能耐受情况，给予甲状腺素片 20 mg 隔日口服，同时给予白蛋白输注、利尿等治疗，口服激素 6 周后，患者皮肤色素沉着明显改善，胸腔积液、腹腔积液明显减少，全身水肿明显减轻，可下床自由活动，继续给予泼尼松 25 mg/d 及沙利度胺 75 mg/d 维持治疗，出院回家休养。

笔记

病例分析

POEMS 综合征又名 Crow-Fukase 综合征，属于血液科综合征，有人认为可能为多发性骨髓瘤前期表现，但也有不同观点。POEMS 综合征的病变表现呈多器官、多系统、多层次受累，诊断主要依靠临床表现，但必须将各独立症状和体征进行综合才能确诊。POEMS 综合征诊断标准包括以下几点。①多发性周围神经病变：多发神经病变呈双侧对称性损伤，包括运动和感觉神经。该患者双侧四肢呈对称性麻木伴针刺感，为典型周围神经损伤表现，同时并发下肢运动神经受损，即感觉及运动神经均受累。②脏器肿大：肝、脾、淋巴结是最常受累器官，大约 15% 肿大的脾和淋巴结可伴随 Castleman 病，即血管滤泡性淋巴结样增生，该病表现为淋巴小结增生，并有明显的毛细血管及其内皮增生，为不明原因的抗原刺激或免疫调节障碍引起的淋巴系统反应性增生病变，也有人认为是一种肿瘤前期病变。③内分泌疾病：常影响性腺、甲状腺等，可能由于性腺激素分泌不足致男性阳痿、女性化乳房；女性闭经、痛性乳房增大、溢乳，雌激素增高、泌乳素增高、睾酮下降，甲状腺多示功能低下，部分可见甲亢、糖耐量异常、血糖升高，也可见肾上腺皮质功能改变。④ M 蛋白改变和浆细胞瘤。⑤皮肤病变，包括色素过度沉着、皮肤增厚、硬皮病、多毛症、外周水肿，甚至全身水肿症等。该患者具备上述 5 项所有病症，属于少见典型病例。

本例患者为中年男性，临床表现为肝脾淋巴结肿大、四肢麻木、甲状腺功能减退、M 蛋白及免疫固定电泳可见 M 成分

IgA-λ、皮肤色素沉着、多毛，POEMS 诊断明确。目前认为 POEMS 综合征多与浆细胞病变有关，会破坏周围神经系统、内分泌系统、骨骼、单核—吞噬细胞系统和免疫造血系统而引起多系统病变，故易被误诊为结缔组织病、多发性骨髓瘤、Addison 病、Guillain-Barre 综合征、甲状腺功能减退、甲状腺肌病、糖尿病末梢神经炎等而贻误治疗时机。另外，POEMS 综合征早期的临床表现并不典型，往往因为某个系统最为突出而到相应的科室就诊，因此多科合作尤为重要。该患者因肝、脾大又出现腹腔积液被误诊为肝病收住我院。排查我科疾病的同时积极请外院多个科室协助诊治对明确诊断有很大帮助。目前 POEMS 综合征的治疗手段包括手术、化疗、放疗、血浆置换等，化疗仍是目前最有效的治疗手段，其近期疗效尚可，远期疗效欠佳。此外应注意随访患者的治疗情况。

病例点评

疾病的诊断和鉴别诊断是临床工作的基础部分，详细采集病史和仔细的体格检查是明确诊断的前提条件，在此基础上，有针对性地采取一些具有确诊意义的化验和检查项目或是有创伤性的诊断措施对疾病的诊断具有很强的必要性。

肝、脾大可见于各种急慢性感染、淤血性疾病、血液科疾病、结缔组织病、先天遗传代谢性疾病等多系统、多原因疾病，临床遇到肝、脾大患者应认真分析临床特征及辅助检查结果，判断为某一系统疾病时应针对性采取诊断措施。

POEMS 综合征是一种与浆细胞病变相关的多系统病变，

其主要临床特征包括：多发性神经病变、脏器肿大、内分泌病变、M蛋白和皮肤改变，病变累及多器官、多系统，顽固性腹腔积液也是其临床表现之一，虽不是很常见，但很容易被误诊，应加强认识。

参考文献

1. 杨亚萍，吴涛，白海 . POEMS综合征治疗进展 [J]. 中国医师进修杂志，2018，41（3）：273-276.

2. 樊文静，吴涛，白海 . POEMS综合征治疗研究最新进展 [J]. 中国实验血液学杂志，2018，26（4）：1225-1229.

3. 胡萍，罗樱樱，吴静，等 . 23例POEMS综合征临床特点分析 [J]. 北京大学学报（医学版），2017，49（6）：985-989.

4. 于楠，高莹，张俊清，等 . 以色素沉着为首发表现的POEMS综合征1例报告 [J]. 北京医学，2017，39（4）：333-336.

5. 陈琛，朱纪玲，黄伟，等 . 以腹腔积液为主要症状的POEMS综合征1例报道并文献复习 [J]. 内科急危重症杂志，2015，21（5）：392-394.

（陈煜　刘旭华　刘梅）

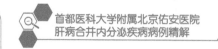

病例 32 艾滋病伴结核导致肾上腺皮质功能不全

病历摘要

【基本信息】

患者，男，33 岁，未婚。主因"恶心、呕吐 1 月余"于 2019 年 2 月 7 日入院。患者于 1 个月前口服抗 HIV 药物依非韦伦 5 天后出现明显恶心、纳差、呕吐，呕吐物为胃内容物，持续至今，乏力及食欲减退明显，无腹痛、腹泻，无发热、头晕等不适，为进一步治疗入院。患者自发病以来，神志清、精神萎靡，二便正常，体重近半年较前减轻 5 kg。

既往史：3 年前诊断为获得性免疫缺陷综合征，1 个月前启动 ART 治疗（替诺福韦＋拉米夫定＋依非韦伦）；3 个月前诊断为肺结核、结核性脑膜炎，现规律口服抗结核药物治疗（异烟肼＋乙胺丁醇＋利福布汀＋吡嗪酰胺）。既往静脉药瘾史，否认性传播疾病史。父亲、母亲体健，否认肿瘤家族史及自身免疫性疾病史。否认高血压、糖尿病等疾病史，否认大量饮酒史，否认过敏史。

【体格检查】

体温 36.5 ℃，血压 100/60 mmHg，心率 80 次 / 分，呼吸 20 次 / 分，神志清，言语缓慢，口唇无发绀，全身皮肤可见色素沉着，皮肤皱褶处明显。双肺呼吸音粗，未触及明显啰音，心律齐，未触及病理性杂音。腹软，无压痛、反跳痛，肝脾肋下未触及，双下肢无明显水肿，病理征未引出，肌力、肌张力未见明显异常。

【辅助检查】

入院后化验提示 24 小时尿量 2700 mL。WBC 8.77×10^9/L，HGB 143 g/L，PLT 168×10^9/L，L% 18.1%，N% 66.7%。血生化：Cr 38.4 μmol/L，钾 4.06 mmol/L，钠 124.6 mmol/L，氯 89 mmoL/L。肝功能：ALT 24.3 U/L，AST 24.2 U/L，DBIL 8 μmol/L，白蛋白 42.6 g/L。动态红细胞沉降率 13 mm/h。C 反应蛋白 3 mg/L。乳酸 0.97 mmol/L。尿电解质：钾 25.7 mmol/L，钠 160.4 mmol/L，氯 165.7 mmol/L。甲状腺激素水平正常。血清皮质醇（8 am）1.9 μg/dL，血清皮质醇（4 pm）0.9 μg/dL，血清皮质醇（0 点）1.2 μg/dL。促肾上腺皮质激素（8 am）60.6pg/mL。肾上腺 MRI 增强成像：①双侧肾上腺 MRI 扫描未见明显异常；②腹内淋巴结结核可能。鞍区 MRI 增强成像：结合病史，结核性脑膜炎，垂体未见异常。

【诊断及诊断依据】

诊断：原发性肾上腺皮质功能不全；获得性免疫缺陷综合征，艾滋病期；肺结核；结核性脑膜炎。

诊断依据：患者为青年男性，既往 HIV 及结核病史，此次因反复恶心、呕吐 1 月余入院，乏力伴体重下降。体格检查提示全身皮肤色素沉着，皱褶处明显。化验提示低钠低氯血症、皮质醇分泌明显减少及促肾上腺皮质激素分泌增多，原发性肾上腺皮质功能不全诊断明确。

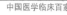
【治疗】

激素补充治疗，给予氢化可的松治疗，适当增加钠盐摄入，监测皮质醇浓度及患者症状等调整激素治疗剂量。

【随访】

3个月后随访，复查血清皮质醇（8 am）22.1 μg/dL，血清皮质醇（4 pm）8.9 μg/dL，血清皮质醇（0点）16.1 μg/dL；钠141.6 mmol/L，氯99.1 mmoL/L。皮质醇及电解质水平恢复正常。

病例分析

慢性肾上腺皮质功能减退症是双侧肾上腺因自身免疫、结核等严重感染，或肿瘤等导致严重破坏，或双侧大部分或全部切除所致（原发性），也可因脑垂体分泌 ACTH 或因下丘脑释放 CRH 分泌不足（继发性）引起。

【临床表现】

原发性肾上腺皮质功能减退的症状和临床表现包括虚弱、疲劳、精神萎靡、厌食、体重下降等，病情发展可有典型临床表现。

（1）色素沉着：为原发性肾上腺皮质功能减退的早期症状之一，且几乎见于所有病例，但继发于腺垂体减退者常无此症状。色素沉着散在见于皮肤及黏膜内，皱褶处尤为明显。

（2）循环症状：常见为头晕、眼花、血压下降，有时低于85/50 mmHg，可呈直立性低血压晕倒。

（3）消化系统症状：食欲缺乏为早期症状之一，较重者可有恶心、呕吐、腹胀，少数可有腹泻。

（4）肌肉、神经系统症状：肌肉无力是主要症状之一，常由于软弱导致明显疲劳，部分患者可因高血钾及上升性神经病变导致下肢软瘫或四肢麻痹。此外，可有激动或抑郁、淡漠、思想不集中，多失眠。

（5）其他症状：可有慢性失水导致的明显消瘦。女性可有月经失调，男性可有阳痿，男女均可有毛发减少。

（6）肾上腺危象：当患者并发感染、创伤，或因手术、分娩，或因饮食失调而发生腹泻、失水，或大量出汗、疲劳等应激状态下可诱发。有高热、恶心、呕吐、腹泻、失水、烦躁不安等综合征，严重者表现为循环衰竭、血压下降甚至为零、心率快、精神失常、昏迷。

【实验室检查】

（1）原发性肾上腺皮质功能减退症的特点是 ACTH 水平增高，而皮质醇水平低下，通过测定激素水平可进行初步判断，但部分亚临床该病患者，血皮质醇水平可在正常范围，故应做最有诊断价值的 ACTH 兴奋试验。ACTH 兴奋试验提示皮质醇水平达不到 18 μg/dL 可明确诊断。肾上腺影像学检查和抗体测定适用于皮质激素激发试验异常的患者。继发性或原发性肾上腺皮质功能减退患者的皮质醇水平和 ACTH 水平均低下。

（2）该病患者常有代谢紊乱，表现为血钠及氯化物降低、血钾轻度升高、空腹血糖降低及血钙升高。自身免疫源性所致者可合并其他自身免疫性疾病表现及抗体异常。影像学检查可见肾上腺原发疾病表现，如结核患者可有肾上腺增大及钙化影。

【防治】

治疗原则：①纠正代谢紊乱；②激素替代补充治疗；③病

因治疗；④避免应激，预防危象。激素制剂有可的松、氢化可的松、泼尼松等，泼尼松缺点为对水盐代谢较少调节，故以前两种药为首选，肝病时予以氢化可的松较为理想（因可的松需加氢还原后才有活性）。若给予糖皮质激素后患者仍有明显低血压，则需加用盐皮质激素。应激时，根据患者情况需加大激素用量，否则将诱发危象。剂量较小者可早餐后服用，较大者可根据皮质醇昼夜周期变化分 2 次口服，晨间较大，午后较小。在替代治疗使用短效糖皮质激素时，不能抑制 ACTH 的分泌，因此临床上不能用 ACTH 的水平来评价糖皮质激素替代剂量是否充足，这一点与原发性甲状腺功能减退不同。

🗒 病例点评

此例患者因消化道症状入院，为非特异性症状表现，临床上容易误诊、漏诊，需根据患者实验室检查（反复顽固低钠血症）及体格检查（反应迟钝、皮肤色素沉着明显）、既往病史（结核及 HIV 感染）等特点进一步完善相关可疑疾病筛查，从而做到正确诊断及治疗。

参考文献

1. 郑鹏杰，张少玲 . 肾上腺皮质功能减退症的诊治现状 [J]. 内科急危重症杂志，2019，25（1）：73-79.
2. SIEBER-RUCKSTUHL N S, REUSCH C E, HOFER-INTEEWORN N, et al. Evaluation of a low-dose desoxycorticosterone pivalate treatment protocol for long-term management of dogs with primary hypoadrenocorticism[J]. J Vet Intern Med, 2019, 33（3）: 1266-1271.

（苏璇）

病例 33 慢性乙型肝炎合并垂体功能减退

病历摘要

【基本信息】

患者，女，20岁，主因"肝病史15年，肝功能异常2年"收入院。患者于15年前体检时发现 HBsAg（+），HBV-DNA（+），无乏力、恶心、呕吐。未给予重视及治疗。2年前垂体瘤术后未规律口服氢化可的松、左甲状腺素钠片治疗，期间发现肝功能异常，口服护肝片、葡醛内酯片对症治疗，未定期复查。10余天前就诊于北京某医院，拟行额窦手术，查肝功能：ALT 291 U/L，AST 304 U/L。乙型肝炎五项：HBsAg（+）、HBeAb（+）、HBcAb（+）。HBV-DNA（+）。因肝功能异常未行手术治疗。现为进一步保肝治疗收入我科。患者自发病以来精神可，食欲可，二便正常，体重无明显变化。

既往史：垂体瘤10年，2年前行手术治疗，术后未规律口服氢化可的松、左甲状腺素钠片治疗，目前口服氢化可的松20 mg（每日1次），左甲状腺素钠片50 μg（每日1次）。额窦炎5个月，表现为额部肿大，间断静脉输注"头孢类"、甲硝唑、左氧氟沙星对症治疗，症状略好转，因肝功能异常未行手术治疗。有乙型肝炎家族史，父母均患有慢性乙型肝炎，一弟一妹均体健，无月经初潮，否认烟酒史，否认输血史，否认药物过敏史。

【体格检查】

体温 36.7℃，血压 90/64 mmHg，脉搏 68 次 / 分，呼吸 20 次 / 分。神志清，慢性肝病面容，反应迟钝，理解力正常，双侧额窦处肿大，局部皮温升高，压痛阳性，可见类圆形片状色素沉着，直径约 1.5 cm，其余鼻旁窦无异常，满月脸，无水牛背，无毳毛增多，无肝掌、蜘蛛痣，皮肤白皙，巩膜无黄染，浅表淋巴结未触及肿大，甲状腺无肿大，乳房未发育。双肺呼吸音清，未触及干、湿性啰音，心率 68 次 / 分，心律齐，各瓣膜听诊区未触及心脏杂音。腹平软，无压痛、反跳痛及肌紧张，肝脾未触及，腹腔积液征阴性，双下肢无水肿，幼稚型外生殖器。

【辅助检查】

血常规：WBC 5.99×10^9/L，N% 49.2%，HGB 122 g/L，PLT 160×10^9/L。肝功能 + 血生化 + 血脂：PLT 341.7 U/L，AST 342.6 U/L，TBIL 12.4 μmol/L，胆碱酯酶 7635 U/L，碱性磷酸酶 87 U/L，γ- 谷氨酰转肽酶 161.9 U/L，BUR 2.54 μmol/L，Cr 57.2 μmol/L，GFR 128 mL/（min·1.73 m^2），血糖 3.7 mmol/L，钾 3.81 mmol/L，钠 145.3 mmol/L，钙 2.27 mmol/L，磷 1 mmol/L，三酰甘油 2.06 mmol/L，胆固醇 5.46 mmol/L，HDL 1.74 mmol/L，LDL 3.11 mmol/L。凝血酶原活动度 96%。血氨 50 μg/dL。乙肝五项：HBsAg（+），HBeAg（+），HBcAb（+）。HBV-DNA 2.22×10^7 IU/mL。抗丙型肝炎病毒抗体（-）。甲型肝炎抗体 IgM（-）。戊型肝炎抗体 IgM（+）。特种蛋白：免疫球蛋白、补体、铜蓝蛋白正常。自身抗体系列：ANA 1 : 100 核均质，余（-）。抗核抗体谱、肝抗原谱、抗中性粒细胞胞浆抗体谱

（－）。抗 EB 病毒衣壳 -IgM 、抗 EB 病毒早期 -IgM （＋），人细
小病毒 B19 抗体 IgM （－）。EBV-DNA （－）。CMV-DNA （－）。
甲胎蛋白 8.01 ng/mL。降钙素原 0.11 ng/mL。G 试验（－）。
GM 试验（－）。血培养（需氧、厌氧）（－）。性激素 6 项：雌
二醇＜ 37 pmol/L，尿促卵泡素＜ 0.05 IU/L，促黄体生成素
0.02 IU/L，黄体酮＜ 0.3 nmol/L，泌乳素 47.86 mIU/L，睾酮
0.08 nmol/L。人生长激素＜ 0.05 ng/mL。血清皮质醇：0 点
14.5 μg/dL，8 am 2.75 μg/dL，4 pm 1.01 μg/dL；促肾上腺皮质
激素：0 点 9.74 pg/mL，8 am 10.7 pg/mL，4 pm 8.97 pg/mL。
甲状腺系列：FT_3 2.44 pmol/L，TT_3 0.72 nmol/L，FT_4 7.43 pmol/L，
TT_4 65.1 nmol/L，TSH 1.49 mIU/L。心电图：显著窦性心动过
缓（心率 48 次 / 分），伴窦性心律不齐。胸片未见异常。腹
部超声：弥漫性肝病表现。肝脏弹性 8.4 kPa。鼻部＋上颌部
CT：双侧筛窦、额窦及右侧上颌窦炎症，垂体瘤术后，左侧
前额及颞部低密度区，建议行 MRI 检查，脑室系统扩张积水，
双侧前额部硬膜下积液、积血可能。

【诊断及诊断依据】

诊断：中度慢性乙型病毒性肝炎，额窦炎，筛窦炎，上颌
窦炎，垂体瘤术后，垂体功能减退，甲状腺功能减退，性腺功
能减退，窦性心动过缓，窦性心律不齐，高脂血症。

诊断依据：①患者为青年女性，慢性病程，HBsAg、
HBV-DNA 阳性 15 年，间断肝功能异常 2 年，10 余天前发现
ALT 升高＞ 3 倍，TBIL 及 PTA 正常，无腹腔积液、脾功能亢
进等肝硬化证据，故考虑诊断为慢性乙型中度病毒性肝炎；②
患者额窦处肿痛，CT 支持额窦炎、筛窦炎、上颌窦炎；③既

往垂体瘤 10 年，2 年前行手术治疗，术后垂体功能减退、甲状腺功能减退，长期不规律口服氢化可的松及左甲状腺素钠片，无月经初潮，此次入院查体见乳房未发育、幼稚型外生殖器，皮质醇节律紊乱，故考虑诊断为垂体瘤术后，垂体功能低下，甲状腺功能减退，性腺功能减退；④患者心电图支持窦性心动过缓、窦性心律不齐。

【治疗】

入院后给予复方甘草酸苷、双环醇保肝降酶，恩替卡韦分散片 0.5 mg 口服，每晚 1 次抗乙型肝炎病毒。患者额窦炎，给予头孢唑肟钠联合甲硝唑抗感染治疗。根据患者激素结果，调整氢化可的松 20 mg（8 am）/10 mg（4 pm），左甲状腺素钠片 75 μg（每日 1 次）口服。经治疗患者肝功能恢复正常，ALT 降至 115.3 U/L，AST 降至 57.3 U/L，出院后于外院行额窦手术治疗。

【随访】

成功于外院行额窦手术，病情稳定。

病例分析

1. 慢性乙型肝炎抗病毒治疗的指征

（1）HBV-DNA 水平：HBeAg 阳性患者，HBV-DNA ≥ 20 000 IU/mL（相当于 10^5 copies/mL）；HBeAg 阴性患者，HBV-DNA ≥ 2000 IU/mL（相当于 10^4 copies/mL）。

（2）ALT 水平：一般要求 ALT 持续升高 ≥ 2×ULN；如用

干扰素治疗，一般情况下 ALT ≤ 10×ULN，TBIL < 2×ULN。

2. 抗病毒治疗的特殊人群

在 2015 年慢性乙型肝炎防治指南中，推荐 10 类患者属于抗病毒治疗的特殊人群，包括：抗病毒治疗无应答或应答不佳患者；应用化疗和免疫抑制剂治疗患者；HBV 和 HCV 合并感染患者；HBV 和 HIV 合并感染患者；乙型肝炎导致的肝衰竭患者；乙型肝炎导致的肝细胞性肝癌患者；肝移植患者；妊娠患者；儿童患者；肾损伤患者。

3. 应用免疫抑制剂治疗的慢性 HBV 感染患者需要进行预防性抗病毒治疗

慢性 HBV 感染患者在接受肿瘤化学治疗或免疫抑制治疗过程中，有 20% ～ 50% 患者可以出现不同程度的乙型肝炎再活动，重者出现急性肝功能衰竭甚至死亡。高水平 HBV-DNA 是发生乙型肝炎再活动最重要的危险因素。预防性抗病毒治疗的目的是降低乙型肝炎再活动。指南建议选用强效低耐药的恩替卡韦或替诺福韦治疗。

4. 应用免疫抑制剂治疗的慢性 HBV 感染患者开始、停止抗病毒治疗原则

对于所有因其他疾病而接受化学治疗或免疫抑制剂治疗的患者，在起始治疗前都应常规筛查 HBsAg、HBcAb 和 HBV-DNA，并评估接受免疫抑制剂的风险程度。在开始免疫抑制剂及化学药物治疗前 1 周开始进行抗病毒治疗。对 HBsAg 阴性、HBcAb 阳性者，若使用 B 细胞单克隆抗体等，可以考虑预防使用抗病毒药物。在化学治疗和免疫抑制剂治疗停止后，应当

继续 NAs 治疗至少 6 个月；若应用 B 细胞单克隆抗体者，停止化学治疗后继续 NAs 治疗至少 12 个月。NAs 停用后可出现复发，甚至病情恶化，应注意随访和监测。

病例点评

该患者为青年女性，为母婴垂直传播感染，HBeAg 阳性患者，HBV-DNA $\geq$ 20 000 IU/mL，ALT 持续升高 $\geq 2 \times$ ULN，且因垂体瘤术后需长期口服氢化可的松，因此有抗病毒治疗指征。

慢性 HBV 感染患者可合并多种疾病，应加强对特殊人群抗病毒治疗的认识，以避免患者出现不必要的病情进展。此外，该患者合并垂体功能低下，包括甲状腺功能减退、性腺功能减退，应进一步调整氢化可的松、甲状腺素钠用法用量。

参考文献

王贵强，王福生，成军，等 . 慢性乙型肝炎防治指南（2015 年版）[J]. 中国肝脏病杂志（电子版），2015，7（3）：1-18.

（郑小勤）

病例 34 抗 HIV 药物引起的血脂异常

病历摘要

【基本信息】

患者，男，59岁，主因"发现 HIV 抗体阳性 8 年，发现血脂异常 3 年"收治入院。

患者于 8 年前无明显诱因出现乏力、消瘦，就诊于我院示 HIV 抗体初筛及确证试验阳性，CD4$^+$T 细胞 58/μL，HIV 病毒载量 56 000 copies/mL，胆固醇 5.25 mmol/L，开始抗病毒（拉米夫定 + 齐多夫定 + 依非韦伦）治疗。3 年前将抗病毒方案换为替诺福韦 + 拉米夫定 + 依非韦伦抗病毒治疗，监测 CD4$^+$T 细胞 582/μL，HIV 病毒载量低于检测值，化验示胆固醇 9.28 mmol/L。在调整生活方式的基础上加用瑞舒伐他汀钙降脂治疗。之后定期复查血脂胆固醇波动在 5 ~ 6.12 mmol/L，三酰甘油 1.95 ~ 2.91 mmol/L，低密度脂蛋白 3.25 ~ 3.8 mmol/L。监测 CD4$^+$T 细胞 573/μL，HIV 病毒载量低于检测值，无不适。

既往史：糖尿病病史 5 年，规律使用胰岛素控制血糖，空腹血糖 6 ~ 8 mmol/L，餐后血糖 8 ~ 13 mmol/L，无特殊病史。个人史：有吸烟史 30 年，20 支 / 日，未戒烟。偶饮酒。有同性性行为史。否认过敏史。婚育史：已婚，育有 1 女，爱人及女儿体健。家族史：父母已去世，死因不详。有 1 姐体健。否认肿瘤家族史。

【体格检查】

体温 36.6℃，血压 130/80 mmHg，脉搏 78 次 / 分，呼吸 19 次 / 分，神志清，精神可，浅表淋巴结未扪及肿大，皮肤、巩膜无黄染。双肺呼吸音清，未触及干、湿性啰音，心律齐，各瓣膜区未触及杂音。腹部平坦，触软，全腹无压痛、反跳痛，肝脾肋下未触及，Murphy 征阴性，移动性浊音阴性，双下肢无水肿，病理征阴性。

【辅助检查】

全血细胞分析：WBC 4.32×10^9/L，RBC 3×10^9/L，HGB 129 g/L，PLT 306×10^9/L，N% 39.3%。便常规、潜血试验 + 寄生虫：潜血试验（双联法）阴性。尿常规：尿比重 1.020，酸碱度 6.0，尿糖（+），蛋白质阴性，潜血阴性。肝功能 + 生化：ALT 30.7 U/L，AST 26.7 U/L，ALT/AST 0.87，TBIL 8.8 μmo/L，DBIL 2.6 μmol/L，白蛋白 44.6 g/L，尿素 75.7 mmol/L，Cr 106.9 μmol/L，GFR 58.27 mL/(min·1.73 m²)，尿酸 185.9 μmol/L，血糖 8.11 mmol/L，三酰甘油 2.57 mmol/L，总胆固醇 5.67 mmol/L，高密度脂蛋白胆固醇 1.24 mmol/L，低密度脂蛋白胆固醇 3.25 mmol/L。HBsAb（+）、HBcAb（+）。抗丙型肝炎抗体阴性。梅毒 RPR 阴性。胸片：心、肺、膈未见明显异常。

【诊断及诊断依据】

诊断：获得性免疫缺陷综合征，艾滋病期；2 型糖尿病；混合型高脂血症。

诊断依据：患者为中老年男性，有糖尿病病史，血糖控制欠佳，有同性性行为史，有乏力、消瘦表现，HIV 初筛及确证试验阳性，HIV 病毒载量 56 000 copies/mL，$CD4^+T$ 细胞 58/μL，结合病史、查体及辅助检查等，获得性免疫缺陷综合征艾滋病期诊断明确。已启动替诺福韦 + 拉米夫定 + 依非韦伦抗病毒治疗，现 $CD4^+T$ 细胞 573/μL，HIV-RNA 低于检测值。多次监测血脂升高，胆固醇 9.28 mmol/L，给予降脂治疗后可下降。化验示三酰甘油和胆固醇同时升高，高密度脂蛋白胆固醇正常，属于混合型高脂血症。

【鉴别诊断】

（1）艾滋病：①原发性 $CD4^+T$ 淋巴细胞减少综合征，无 HIV 阳性表现，故可排除。②继发性 $CD4^+T$ 淋巴细胞减少综合征，多见于肿瘤患者化疗后，出现 $CD4^+T$ 淋巴细胞减少，故可排除。③急性白血病，为急性白细胞异常克隆性增生，患者无白细胞异常升高，结合临床表现不考虑该诊断。

（2）血脂异常：①原发性高脂血症是由遗传基因缺陷或基因突变、饮食习惯、生活方式及其他自然环境因素等所致的脂质代谢异常。由于基因突变所致的高脂血症多具有家族聚集性，有明显的遗传倾向。②继发性高脂血症是由某些明确的基础疾患所引起，如糖尿病、肾病综合征、胰腺炎等。某些药物如噻嗪类利尿药、含女性激素的口服避孕药、甲状腺激素等也能引起继发性高脂血症。当这些基础疾病被治愈或控制后，或当有关药物被停用后，继发性高脂血症可被纠正。已经有诸多文献报道长期使用依非韦伦可引起血脂异常。

【治疗】

糖尿病低脂饮食，适当运动。加用瑞舒伐他汀钙降脂。

【随访】

定期复查肝肾功能正常，血脂仍有波动。

病例分析

依非韦伦（efavirenz，EFV）是一种非核苷类反转录酶抑制剂，联合两种核苷类似物反转录酶抑制剂是我国艾滋病诊疗指南推荐使用的一线抗病毒治疗（antiretroviral therapy，ART）方案。ART 可导致机体代谢紊乱，血脂异常是其主要并发症之一。血脂异常尤其是低密度脂蛋白升高是导致动脉粥样硬化性心血管疾病发生、发展的关键因素。长期 ART 出现的有关血脂异常报道多见于洛匹那韦利托那韦或司坦夫定的 ART 方案，既往有关依非韦伦的不良反应报道主要围绕其神经毒性、肝毒性和变态反应为主，现在依非韦伦导致的血脂异常逐渐引起关注。艾滋病患者长期服用包含 EFV 方案与非高密度脂蛋白胆固醇，低密度脂蛋白和总胆固醇浓度的增加有关，大部分血脂异常的患者通过饮食、生活方式的调整及药物治疗均可达到理想的血脂调节效果。使用降脂药期间需监测肝功能、肌酸激酶等，询问患者有无肌痛、肌压痛、肌无力等症状，转氨酶超过 3 ULN（正常上限），肌酸激酶超过 5 ULN 应停药。该患者有糖尿病，血脂异常危险分层属于高危，需采取积极降脂治疗策略。高危人群治疗达标值：低密度脂蛋白胆固醇 < 2.6 mmol/L，非高密度脂蛋白胆固醇 < 3.4 mmol/L。

病例点评

　　此患者长期使用依非韦伦，逐渐出现血脂异常。艾滋病患者长期服用包含 EFV 方案应密切监测血脂，关注药物的不良反应，避免漏诊、误诊。

<h2 style="text-align:center">参考文献</h2>

1. 王印，王亚丽，叶江竹，等 . 以 EFV 为基础的初始抗病毒治疗方案对成人 HIV/AIDS 患者血脂的影响 [J]. 中国艾滋病性病，2018，24（8）：768-771.

2. 朱志强，姜太一，刘安，等 . 奈韦拉平和依非韦伦用于抗 HIV 治疗的长期疗效和安全性比较 [J]. 中国艾滋病性病，2014，20（11）：809-811.

3. 中国成人血脂异常防治指南修订联合委员会 . 中国成人血脂异常防治指南（2016 年修订版）[J]. 中国循环杂志，2016，31（10）：937-950.

（高文）

病例 35　糖尿病性肝硬化症

病历摘要

【基本信息】

患者，男，32岁，主诉"肝功能异常17年"收入院。17年前在体检时发现肝功能异常（具体不详），无乏力、消瘦、恶心、呕吐及皮肤、巩膜黄染等不适。于当地门诊就诊，检查结果：谷丙转氨酶 100 U/L，乙型肝炎五项、丙型肝炎抗体均阴性，诊断：肝功能异常，原因待查。间断应用保肝药治疗，谷丙转氨酶波动于 0～100 U/L。今为行肝穿刺病理检查入院。

既往史：糖尿病病史5年，空腹血糖最高达 17 mmol/L，餐后2小时血糖最高达 20 mmol/L，规律用药，5年来应用二甲双胍效果欠佳，后换用诺和灵 R+ 甘舒霖 R，目前换用诺和锐 6 U-6 U-6 U 三餐前皮下注射，甘精胰岛素 18 U 睡前皮下注射。间断有低血糖发生（多于夜间出现）。否认传染性疾病史，否认高血压、心脏病病史，否认肿瘤家族史，否认外伤史，否认手术史，否认长期大量饮酒史，否认过敏史。

【体格检查】

体温 36.8℃，血压 136/68 mmHg，心率 80次/分，呼吸 20次/分，神志清，慢性病容，皮肤色泽正常，肝掌（-），蜘蛛痣（-），皮肤、巩膜无黄染。双肺呼吸音清，心律齐，未触及杂音。腹部平坦，腹软，无肌紧张，无压痛及反跳痛，Murphy 征阴性，肝脾未触及，移动性浊音阴性，无肝区叩痛，肝上界位于右锁骨中线第 5 肋间，肠鸣音 5 次 / 分，双下肢无水肿，踝阵挛（-），扑翼样震颤（-）。

【辅助检查】

血常规：WBC 5.03×10^9/L，RBC 5.47×10^{12}/L，PLT 132×10^9/L，HGB 163 g/L，N% 79.1%，L% 15.3%。肝肾功能：ALT 32.6 U/L，AST 61.9 U/L，TBIL 26.1 μmol/L，DBIL 9.5 μmol/L，ALB 40.1 g/L，GLB 21.7 g/L，GGT 503.4 U/L，ALP 480 U/L，TBA 41.3 μmol/L，胆碱酯酶 5949 U/L，BUR 5.25 mmol/L，Cr 69.8 μmol/L。血糖 9.59 mmol/L，胆固醇 7.24 mmol/L，三酰甘油 0.74 mmol/L。凝血功能：凝血酶原时间 10.7 s，凝血酶原活动度 108%。HbA1c 10.3%。自身抗体系列(-)，糖尿病相关自身抗体谱(-)。铜蓝蛋白 0.249 g/L。HBsAg（-），HBsAb（-），HBeAg（-），HBeAb（-），HBcAb（-），丙型肝炎抗体（-），甲型肝炎抗体 IgM（-），戊型肝炎抗体 IgM（-）。EBV-IgM、CMV-IgM 抗体(-)。OGTT 血糖 0 小时 11.26 mmol/L，1 小时 19.2 mmol/L，2 小时 23.89 mmol/L，3 小时 22.18 mmol/L；胰岛素 0 小时 7.7 μIU/mL，1 小时 8.1 μIU/mL，2 小时 8.6 μIU/mL，3 小时 8.0 μIU/mL；C 肽 0 小时 0.24 ng/mL，1 小时 0.52 ng/mL，2 小时 0.68 ng/mL，3 小时 0.69 ng/mL。

胸片：未见异常。超声心动：未见异常。血管超声：右锁骨下动脉可见动脉斑块；下肢动静脉未见异常。腹部超声：弥漫性肝病表现；肝内钙化灶（多发）；脾大；右肾囊肿伴钙化。眼底检查大致正常。

肝穿刺病理：肝脏小叶结构存在，肝实质内明显窦周纤维化，部分区域肝板萎缩，结节性再生性增生形成，有的中央静脉壁增厚；汇管区无扩大，间质轻度纤维化，未见明显炎症，门静脉小支扩张并疝入周围肝实质（图 35-1 至图 35-3）。符合糖尿病性肝硬化症。

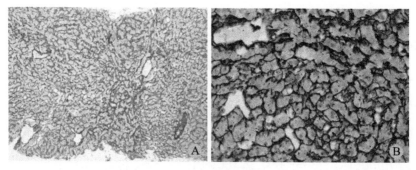

A. 肝组织内广泛的窦周纤维化（reticulin × 100）；B. 高倍镜下显示明显的窦周纤维化（reticulin × 400）。

图 35-1　肝穿刺病理检查

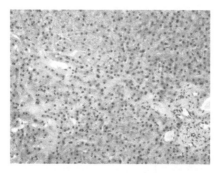

图 35-2　局部肝板萎缩，肝窦增宽粉染（HE × 200）

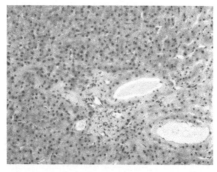

图 35-3　汇管区周边门脉小支扩张并疝入周围肝实质（HE × 200）

笔记

【诊断及诊断依据】

诊断：2型糖尿病；糖尿病性肝硬化症；肝脏糖尿病性微血管病变；高脂血症；动脉粥样硬化。

诊断依据：患者为青年男性，脾大，有肝纤维化倾向。自诉肝功能异常17年（具体不详），实验室检查已排除乙型肝炎、丙型肝炎等病毒性肝炎，并完善自身抗体、特种蛋白、遗传代谢方面的检查，均未见阳性结果。患者有糖尿病家族史，糖尿病病史5年，糖尿病相关自身抗体阴性。此次，为明确病因行肝穿刺组织学检查，肝穿刺病理显示肝脏明显窦周纤维化，中央静脉壁增厚，肝细胞结节性再生性增生，考虑为糖尿病性肝硬化症，此为累及肝脏的糖尿病性微血管病变。

【治疗】

应用强化胰岛素治疗，完善糖尿病并发症检查。针对高脂血症及动脉粥样硬化，给予降脂、抗血小板凝集治疗。

病例分析

1. 患者经肝穿刺活检，并结合临床5年糖尿病病史，降糖治疗效果不佳，考虑为糖尿病性肝硬化症，此为糖尿病微血管病变累及肝脏的一种表现形式，血清碱性磷酸酶常异常增高。组织学表现为较为广泛的窦周纤维化，肝窦增宽伴肝板萎缩，结节性再生性增生，此例中，还可见中央静脉壁增厚，汇管区门静脉小支扩张并疝入周围肝实质，未见肝细胞脂肪变性及非酒精性脂肪性肝病改变。然而，糖尿病相关的肝脏病变多表现为非酒精性脂肪性肝病和糖原性肝病，因此在临床及组织学上需要鉴别这两种病变。

（1）非酒精性脂肪性肝病：非酒精性脂肪性肝病包含非酒精性脂肪肝、非酒精性脂肪性肝炎（nonalcoholic steatohepatitis，NASH）及非酒精性脂肪性肝硬化，在组织学上往往可见肝细胞大泡性脂肪变性，发生 NASH 时，还有肝细胞出现气球样变性、伴混合性炎细胞浸润的灶状肝细胞坏死，以及不同程度的窦周纤维化。此例中，未见肝细胞脂肪变性及肝细胞灶状坏死，窦周纤维化分布较为广泛，与 NASH 中的窦周纤维化不同，后者的窦周纤维化常常发生于中央静脉周围，与脂变和气球样变的肝细胞关系密切。另外，此例无肝硬化组织学改变，故不考虑非酒精性脂肪性肝硬化诊断。

（2）糖原性肝病：胰岛素依赖的 I 型糖尿病患者，糖原可在肝细胞胞质和胞核中堆积，引起肝大，并伴有转氨酶升高，血糖得到控制后即可改善。其组织学表现为肝细胞肿大，细胞膜清晰，胞质内因充满糖原而呈淡染、苍白，细胞核糖原化，可见巨大线粒体，肝窦受压，肝细胞脂变缺乏或散在。此病例无上述组织学改变。

2. 肝穿刺组织中尚可见部分汇管区内缺乏门静脉分支，周围小支扩张并疝入肝实质（图 35-3），组织学上呈门脉高压表现，需与非硬化性门脉高压症鉴别。

（1）特发性非硬化性门脉高压症：常无明确病因，组织学可见多数汇管区纤维化，间质炎症轻，缺乏相应管径的门静脉支，汇管区周边小支扩张并疝入周围肝实质，肝窦扩张，中央静脉管腔增多等改变，但无明显窦周纤维化，可与该病例鉴别。

（2）肝脏淀粉样变性：此病例中组织学可见一些区域肝板萎缩，肝窦增宽粉染（图35-2）似淀粉样物质。与肝脏淀粉样变性不同的是，肝淀粉样变性往往表现为肝大，肝窦内弥漫性粉染的淀粉样物沉积，肝细胞板被压缩，甚至消失，而不会有区域分布的特点。刚果红染色可鉴别。

3. 患者肝功能异常表现为 ALP 和 GGT 异常升高，转氨酶轻度升高，在临床上需要与胆汁淤积性肝病鉴别。本病例组织学上见小叶间胆管结构较好，无增生及变性，汇管区周围未见胆汁淤积改变，因此组织学即可排除胆管病变。

病例点评

患者患有糖尿病 5 年，目前肝功能异常的原因经病史、实验室检查、影像学检查已除外嗜肝病情及非嗜肝病毒感染、自身免疫性肝病、酒精性肝病、遗传代谢性肝病、胆管病变，不能除外糖尿病所致的肝脏损伤，明确诊断依赖于肝穿刺活检。肝穿刺结果显示为糖尿病性肝硬化症，此为糖尿病相关的肝脏微血管病变的一种形式，是严重糖尿病的标志，多数患者同时伴视网膜病变、外周或自主神经病变。因此，对于口服降糖药治疗效果不佳的糖尿病患者，应积极应用强化胰岛素治疗，密切随访，预防并发症。

参考文献

1. SHERIGAR J M, CASTRO J, YIN Y M, et al. Glycogenic hepatopathy：a narrative review[J]. World J Hepatol, 2018, 10（2）：172-185.

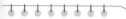

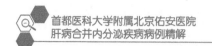首都医科大学附属北京佑安医院
肝病合并内分泌疾病病例精解

中国医学临床百家

2. BALAKRISHNAN M，GARCIA-TSAO G，DENG Y，et al. Hepatic arteriolosclerosis：a small-vessel complication of diabetes and hypertension[J]. Am J Surg Pathol，2015，39（7）：1000-1009.

3. KING R J，HARRISON L，GILBEY S G，et al. Diabetic hepatosclerosis：another diabetes microvascular complication[J]? Diabet Med，2016，33（2）：e5-e7.

4. BURT A D，FERRELL L D，HÜBSCHER S G. MacSween's Pathology of the Liver[M]. 7th. Philadelphia：Elsevier Ltd，2018：981-982.

（刘晖）